家族で治そう認知症

認知症は家族の力ではどうすることもできないと思っていませんか……2
原因はなんと「水」だった／家族が治せる認知症はかぎりなく多い／認知症が治るとはどういうこと？／冒頭のメールに出てきた方の場合／精神の症状が取れれば"治った"といわれます／忘れっぽい、ちょっとした勘違いなどは誰にでもあるもの

認知症を治すための基礎知識……6
認知症とはどういう病気？／なぜ異常な行動が起こるのか？／認知とはどういうはたらき？／認知症は脳の病気？／もう少しくわしく見ていくと／認知症を治すための基礎理論／「身体的活動」に注目／なぜ「体の動き」が認知症と関係するのか／体の動きと認知症との関係―最近の研究から／高齢者の体の動き（活動性）を失わせるもの－認知症を治す手がかりとして／もう一つの原因―役割や社会関係／役割や社会関係を失わせる原因のまとめ／全体のまとめ、はじめに起きること

認知力の低下から認知症状へ…17
――それはなぜ起きるのか、認知症の方の心理を理解しよう

絶え間ない混乱と不安は、周囲の状況への態度をつくり上げていく／知的衰退型―認知力の低下が一層進んだもの／身体不調型―認知症の中でもっとも多いタイプ／環境不適応型／葛藤型／遊離型／回帰型／本人が一番つらい

さあ認知症を治そう……27
まずは認知症を治す全体像をつかんでおきましょう／問題点を発見する評価力を高めましょう／1日に飲んでいる「水分」の量を計ります／栄養量を計算してもらいましょう／排便のあった日を記録しましょう／現在の症状を書くポイント

いよいよ本番……34
水を飲んでもらうには／食事と栄養を改善する／便秘を治す／散歩（外出）をする／パワーリハビリテーション／残された症状を治す／まずは認知症のタイプ判定―これがもっとも大切

各タイプの症状の治し方……39
身体不調型、知的衰退型／環境不適応型―なじみの関係をつくってもらう／葛藤型―「抑制」によるもの／葛藤型―「孤独」によるもの／遊離型　役割・仕事、外出（散歩）／回帰型　その人の世界に付き合う／認知症の人への考え方／認知症を再発させないため／

一人暮らしの親に認知症が疑われる場合……45
介護保険を利用していない方の場合―地域包括支援センターに相談を／すでに介護保険を利用している方の場合―ケアマネジャーと連絡を

認知症は家族の力ではどうすることもできないと思っていませんか

はじめまして
メールでは失礼と思いますが、
認知症の祖父を介護している祖母にかわって書かせて頂きます。

先日、祖母がキューピーの通販をお試しでとりよせたところ、
「ハナさん」のパンフレットが入っていました。

その中で、竹内先生が
『夜間に興奮してどなるのは「脱水」を原因としていることがほとんど。
必ず水分のことを考える必要がある』とおっしゃっているページがありました。

祖母は祖父が興奮し、暴力をふるったりすることがあったので、大変困っていました。
ところが、この先生のコメントがひとつのきっかけとなり、祖父に水分の補給を十分にしたところ、祖父が興奮することがほとんどなくなりました。

残念ながら、通っている病院、またその他で、一切そのようなことは教えて頂いたことはありません。「水分を十分にとる」。たったこれだけのことなのに、入院中、興奮したりすると、お薬を飲まされたり、注射をされ、おとなしくさせられたりしていました。

　　これは介護職向けに発行されている小冊子を偶然読んだ一般の方からの投書です。夜になると騒ぎだして、家族をどなったり乱暴したりする。こういう症状（異常行動）は、介護者を心身ともに疲れさせるものですね。

原因は何と「水不足」だった

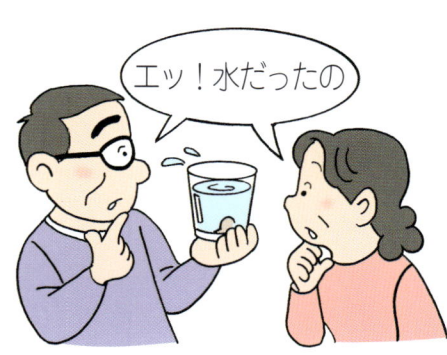

困りはてている介護者。見るに見かねた姪御さんの目にとまったその冊子に「水分不足が原因」と書かれてあり、早速実行したら落ち着いてしまった。

これは手品でも何でもありません。

「夜になると騒ぐ」という認知症の症状は、水分不足が引き起こす典型的な症状だということがわかっているからです。"わかっている"といってもすべての人が知っているわけではなく、私（竹内）の認知症のケア理論を学んでいる人たちだけです。投書者が、これまで誰も教えてくれなかった、といっているのはこんなところに理由があります。

家族が治せる認知症はかぎりなく多い

このメールの場合には、姪御さんから教えられた介護者（認知症の方の奥さん）が「水」を十分に飲ませることによって落ち着いた状態に回復した、ということになります。

つまり、ご家族が認知症を治したということになります（この"治す"という言葉の意味について後に少し検討します）。

この方は夜間不穏という症状を水分補給で治しました。

このほかの症状、たとえば、

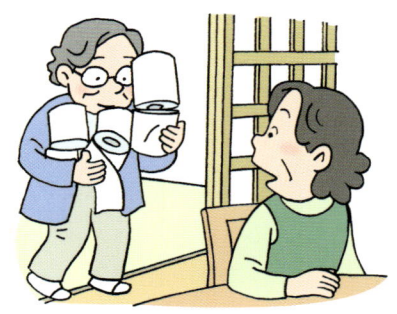

トイレットペーパーを部屋に持ってくる。

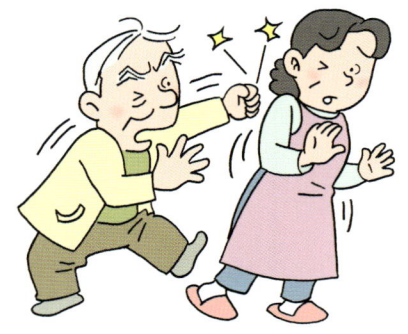

注意したりすると乱暴する。

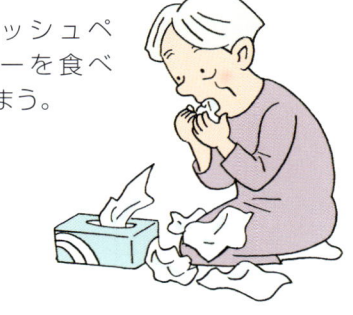

ティッシュペーパーを食べてしまう。

こんな症状も、正しく対応すると消えてしまいます。

つまり家族で治せる認知症は非常に多いのだといえましょう。

認知症の方の介護で悩んでいるご家族の皆さん、頑張って認知症を"治して"しまいましょう。

認知症が治るとはどういうこと？

認知症になったら治らない、どんどん悪くなるだけ。

このように思いこんでいる方が多いと思います。特に医師をはじめとする「専門職」と呼ばれる人びとにこのような考え方にとらわれている人が多く、これが社会全体に広まって、極端にいえば世界中が"治らない"と信じこんでいるのが現在の状態だといってよいでしょう。

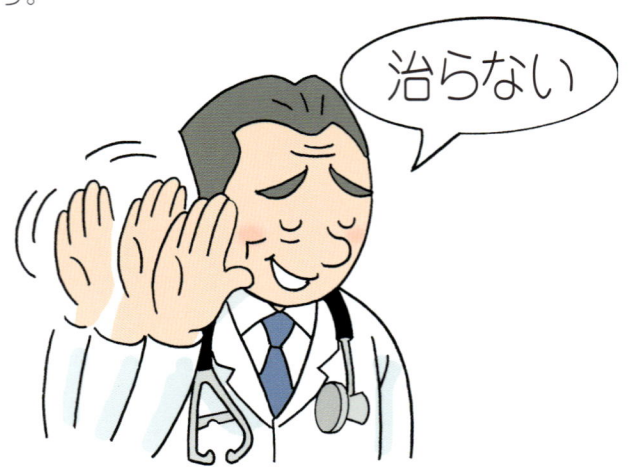

冒頭のメールに出てきた方の場合

メールに書かれているだけでは全体の様子がわかりませんが、もし仮にあの祖父の方が「夜になると騒いだり乱暴する」という症状（異常行動と呼んだりします）だけであったなら、水分補給によってこの症状が取れたあとは、「それ以前の姿」に戻ったことになります。「ふつうの人」といい代えてもよいかもしれません。

認知症になる前の状態に戻ること、ふつうの人に戻ること、これを私は"治る""治った"と呼んでいます。

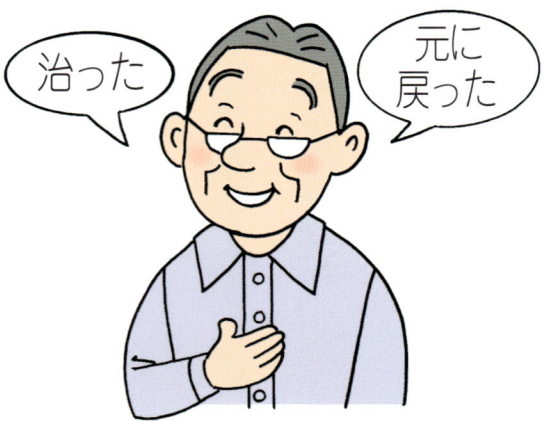

こういう状態に戻ってしまえば、例えば介護する人を悩ませ苦しませるような「問題」はなくなり、ご本人も夜にはふつうに休まれて"平穏な生活"を取り戻すことになります。

精神の病は症状が取れれば"治った"といわれます

このことを知っておきましょう。

認知症は、高齢者に多い「精神の病」のひとつですが（この他に「うつ病」も多いことはよく知られています）、精神の病は「症状」が取れれば"治った"と判定されます。

これは精神医学の常識なのです。

たとえば統合失調症（精神分裂病）の人で幻覚や妄想という症状をもっていた場合に、その幻覚や妄想が取れてしまえば"治った"と判定（診断）されます。

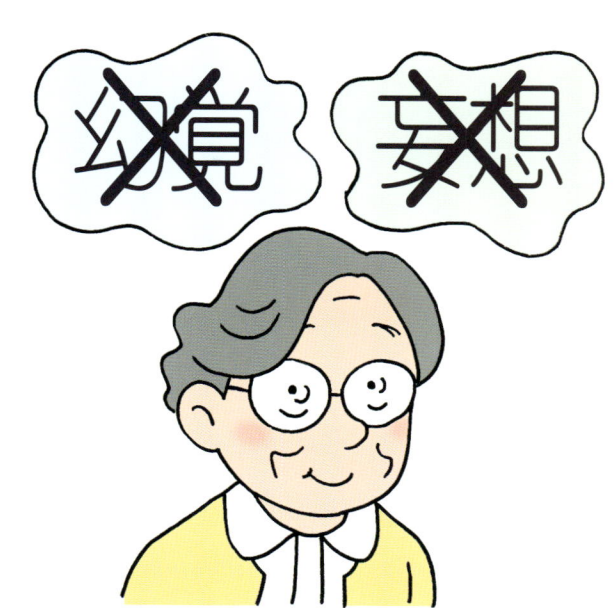

忘れっぽい、ちょっとした勘違いなどは誰にでもあるもの

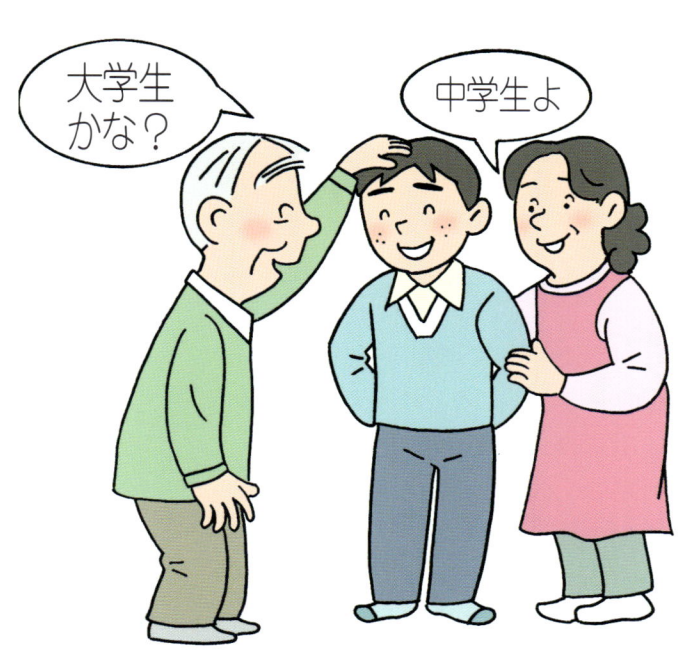

メールに出てきた方は、"夜になると騒ぐ乱暴する"という症状が取れたあと、忘れっぽい、あるいはちょっとした勘違い、などは残るかもしれません。しかしこういう状態は、よく考えてみれば若い人にもみられるもので、年をとっていくらか目立つようになったからといってまわりが神経質になる必要はありません。ほんのちょっとした言葉をかければよいだけの話でしょう。

認知症を治すための基礎知識

認知症を治すために基礎知識を学びましょう。
知識があれば治す力も大きくなります。

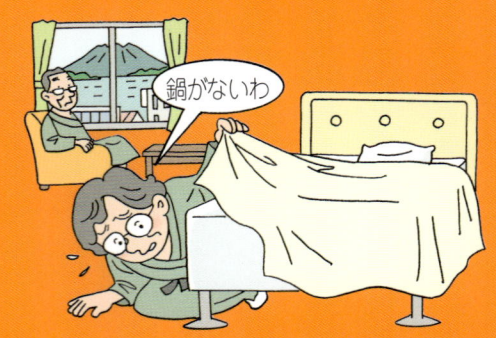

認知症はどういう病気？　なぜ異常な行動が起こるの？

　私たちはつねにある状況のもとに置かれ、その状況に対して何らかの行動をとることを求められています。

　たとえば、朝6時に起床し、洗面したあと朝食づくりを行う、という平凡な行動がそれにあたります。これが自宅ではなく旅先のホテルだと、「朝食づくり」は行いません。自宅とホテルの「状況」のちがいがあるからです。

　状況に正しく行動していくには、まずは状況を正しく「認知」する必要があります。

状況を正しく認知できないことを「認知障害」といいます。

　状況を正しく認知できなければ、それ（状況に）にマッチした行動がとれなくなります。

　状況にマッチしない行動のことを、認知症の「症状」と呼んだり「異常行動」と呼んだりします。

　ホテルに泊まっているという状況を正しく認知できないため、朝食をつくろうと冷蔵庫の中に食材を探したり、ベッドの下にフライパンやお鍋がないか探すという行動が起こるかもしれません。

　つまり認知症の症状や異常行動は、状況を正しく認知できないから起こるのです。

認知とはどういうはたらき？

では「認知」とはどういうはたらきなのかを知っておきましょう。

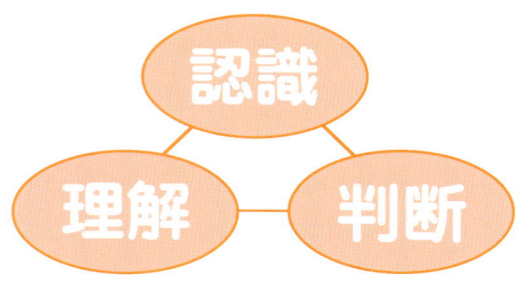

認知とは、『その人の置かれている状況を「認識」「理解」「判断」する総合的な精神のはたらき』をいいます。

状況を「認識」するとは、自分の置かれている「場」がわかることをいいます。
"ここはどこ？" がわかることです。
状況を「理解」するとは、その場と自分の関係がわかることをいいます。
"なぜ私はここに？" がわかることです。
状況を「判断」するとは、自分はどうすればよいかがわかることをいいます。
つまり自分のとるべき行動がわかることです。
"私はどうしたらいいの？" がわかることです。

ここはホテルでいまは朝の6時だ	≪認識≫
自分は仕事の出張でこのホテルに泊まっている	≪理解≫
そろそろ起きて、洗面し、朝食をとりにレストランへ行かなければならない	≪判断≫

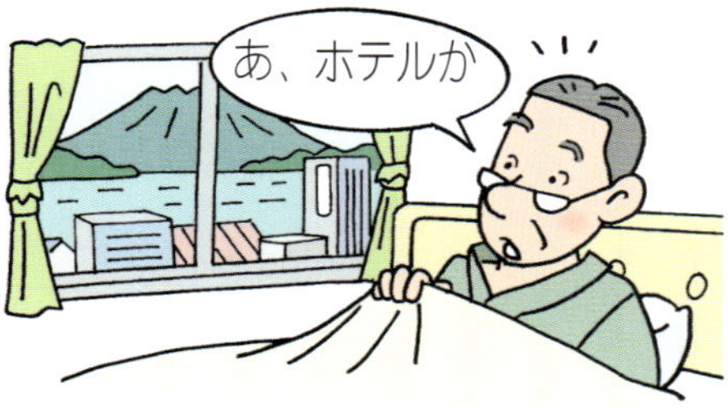

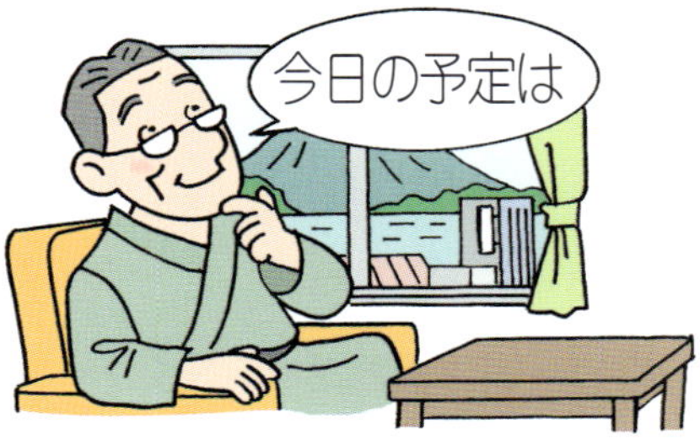

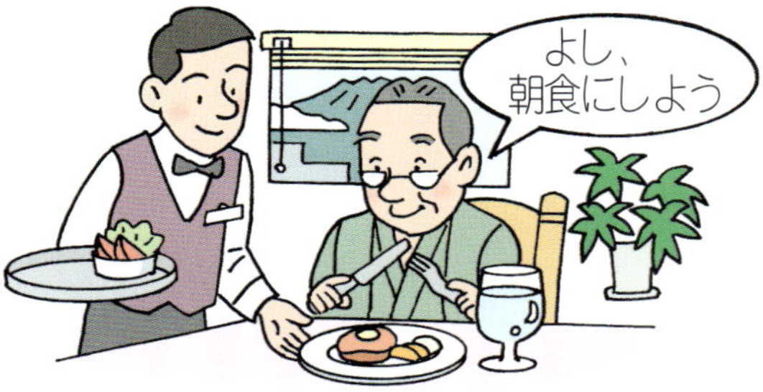

あ、ホテルか

今日の予定は

よし、朝食にしよう

認知症は脳の病気？

いま多くの人が、認知症は脳の病気だと思いこんでいます。

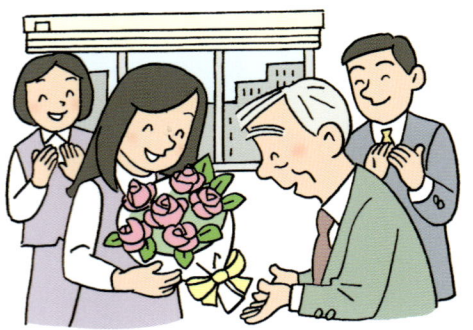

会社を退職してすることがなくなったら次第にぼけて認知症になった。

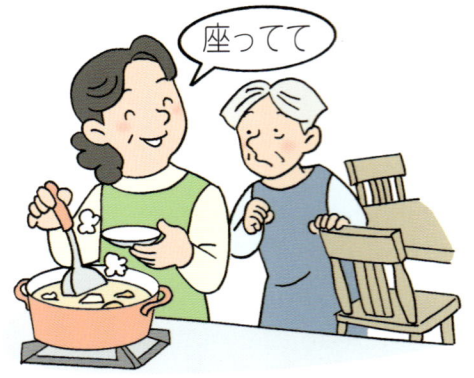

家の中の仕事をお嫁さんが全部やるようになったらやがて認知症になった。

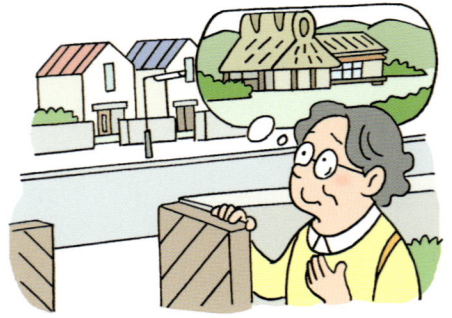

遠くのまちから引越しをしてきて、まわりに誰も知り合いのない孤独な生活をしていたら認知症になった。

　昔から"認知症=脳の病気"という原因説に否定的な学者も少なからずいました。
　近年注目されている「パーソンセンタードケア」の提唱者であるトム・キットウッド氏は「認知症は社会心理的病気」──つまりその人の置かれている心理的環境が原因、と述べています。
　私（竹内）は、これに加えて「身体的な状態」も関与していると考えています。

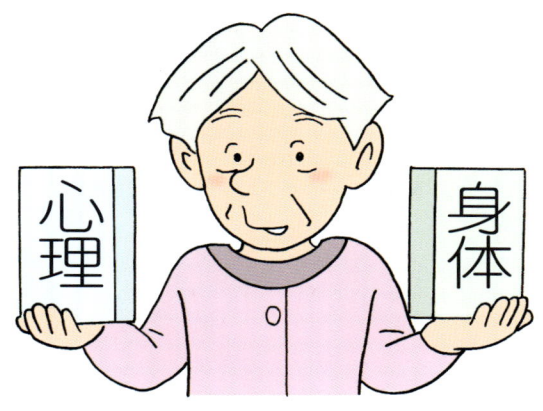

　人は年をとると忘れっぽくなったりします。これは誰にでも起こることで、日常生活にそれほどの支障をきたさない程度のものをいわゆる「生理的ぼけ」と呼んでいます。顔のしわや、髪が白くなるのと同じことだと考えて下さい。
　これに、その人の置かれた心理的環境や、体調の良し悪しなど、つまり「心理」と「身体」が総合的に作用して「認知症」という病気になる、このように理解しておくとよいでしょう。

もう少しくわしく見ていくと

　キットウッドさんは、認知症とはその人のおかれた環境から生れる心理的病いであると述べていることは先にも紹介しました。
　ブッセという人も"認知症と脳とを直接結びつけるべきではなく、社会環境が生む病気"と述べています。
　日本でも、金子仁郎先生、新福尚武先生らは認知症を次のように定義しています。
　「認知症とは、生理的なぼけが、重い病気や寝たきり、重いストレス、心的外傷（トラウマ）などの『外因』によって『病的なぼけ』となったもの。」
　この定義によれば、誰にでも起こる生理的ぼけが犯人ではなく、主犯は上に述べた「外因」であることになります。

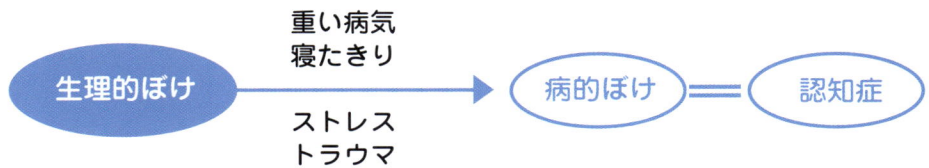

（金子・新福先生の説を図にしたもの）

認知症を治すための基礎理論

キットウッド、ブッセ、金子、新福先生たちの学説（この他にもいろいろな方の意見があります）と、私たちのこれまでの経験をまとめると次のようになると考えます。これが私の理論の骨格で、"認知症を治す"理論の出発点となっています。

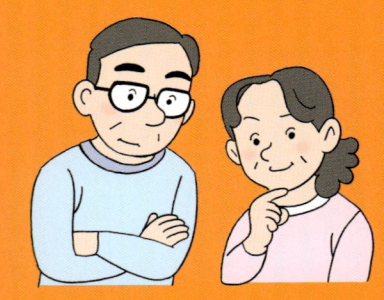

つまり認知症とは、「生理的ぼけ」「身体的活動性」「役割・社会関係」の3つが影響して生れる病気だとみてよいでしょう。

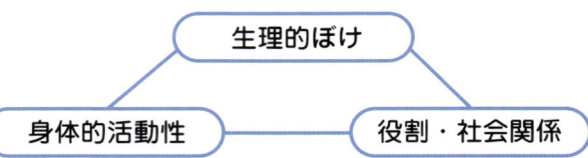

「身体的活動性」に注目

私の理論の特徴は、「身体的活動性」を重視していることです。具体的にいえば、"年をとって体の動きが鈍くなる""病気で体を動かせない""寝たきりで立ったり歩いたりできない"などです。

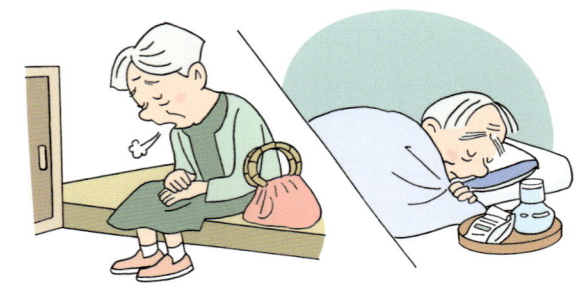

なぜ「体の動き」が認知症と関係するのか

「認知」というはたらきを研究する「認知心理学」や「認知科学」という学問領域では、以前から次のようにいわれてきました。

「人は体を動かすことによって周囲の状況を認知している」

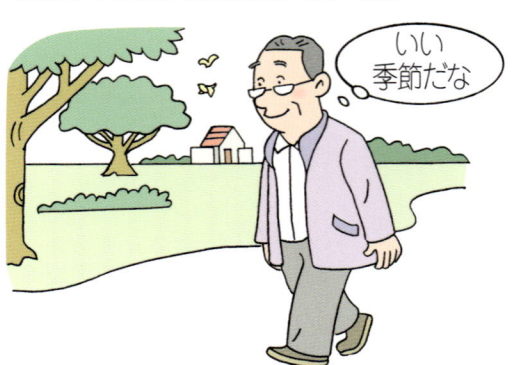

このことを逆にいえば次のようになります。

「体が動かないと周囲の状況を認知できない」

認知症になった方、さらに重症になっていくにつれて、「体の動きが悪くなる」ことにお気付きかと思います。その様子を見て"認知症になると体の動きが悪くなる"と考えがちですが、むしろその逆で"体の動きが悪くなるから認知症になる"と考えた方がよいでしょう。

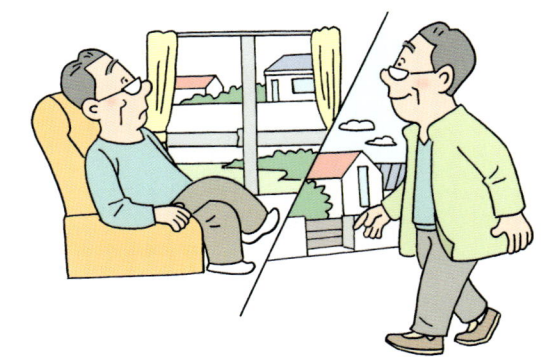

体の動きと認知症との関係——最近の研究から

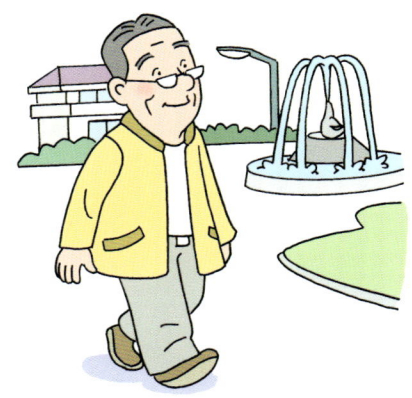

1日に2マイル（3.2km）程度のウォーキングを行っている人では、その習慣のない人に比べると認知症にかかる割合が42％低い。

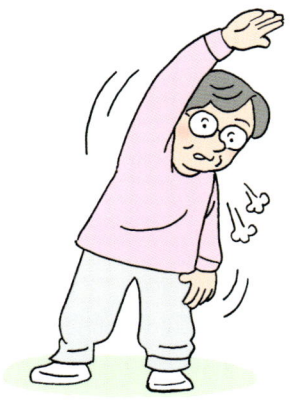

有酸素運動（エアロビックス）を行うと海馬（記憶の中枢）に新しい細胞が生れてきた。

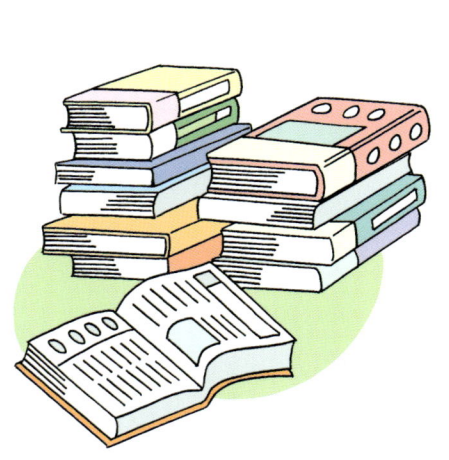

この他、運動が認知症の発生と関係があるとする研究は非常に多い。

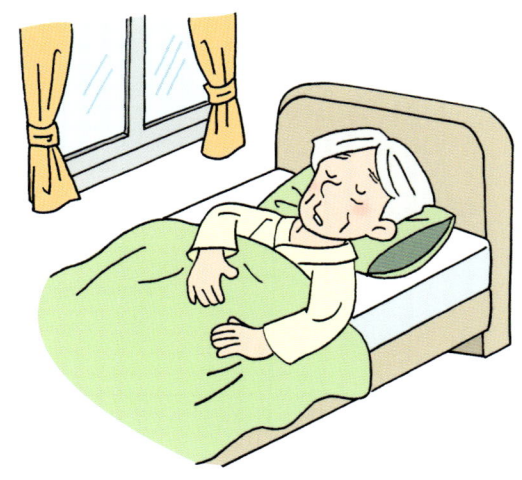

寝たきり（ほとんど体が動かない、動かすことができない人）に認知症が高率に合併することは昔からよく知られていた。

高齢者の体の動き（活動性）を失わせるもの
―― 認知症を治す手がかりとして

運動や身体的活動が認知症に大いに関係していることを学んだところで、次には高齢者の体の動き（身体的活動性）を低下させる（失わせる）原因をみてみましょう。これは認知症を治すケアの有力な根拠になるものです。

①脱水（水分不足）　人の体（体重）の6割は水分で、水はいのちの元です。この大切な水分が不足すると「脱水症」（熱中症）となり、体の力が抜けて動きが鈍くなります。それとともに意識レベルも下がって、"ぼんやり"としてきます。まずは高齢者の体の動きを左右する重大な原因に「水」があるとおぼえておいて下さい。

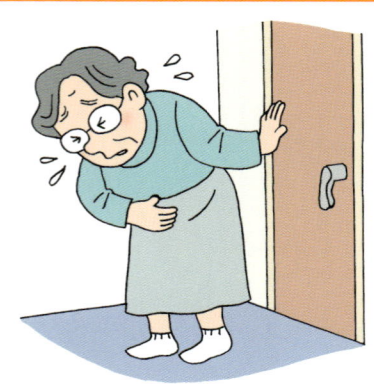

②栄養不足（低栄養）　体の活動や心臓や肺などの内臓をはたらかせるエネルギーは、食べものからつくられています。一日に必要な食事量が少なかったり、食べても消化吸収がうまくいかないと「低栄養」となり、徐々に「体力」が低くなってしまいます（低体力）。体力が低くなると活発に動けなくなったり、疲れやすくなり、体の動きを失わせてしまいます。

　十分な食事をとること、食べたものが順調に消化吸収されることが認知症にとって大切であることがわかります。

　また消化吸収は胃腸のはたらきが正常でなければならず、「便秘」ときには長期の下痢などを起こさないようにすることが大切です。特に高齢者に多い便秘は、認知症にとって大敵のひとつといえます。

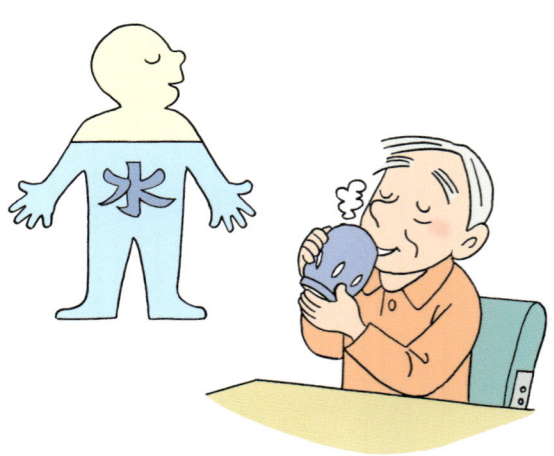

食事量が少ない
便秘（ときに慢性の下痢）
→ 低栄養 → 低体力 → 認知症

③**運動不足、寝たきり**　ふだんから体を動かさない、家に閉じこもって出かけない、寝たり起きたりしている、寝たきりの状態、こういう"運動の足りない生活"は、体の動きを鈍くして認知能力そのものを失わせるとともに、低体力をもたらし、あるいは食欲の低下から少食となったりして、認知症にかかりやすい状態をつくることになります。

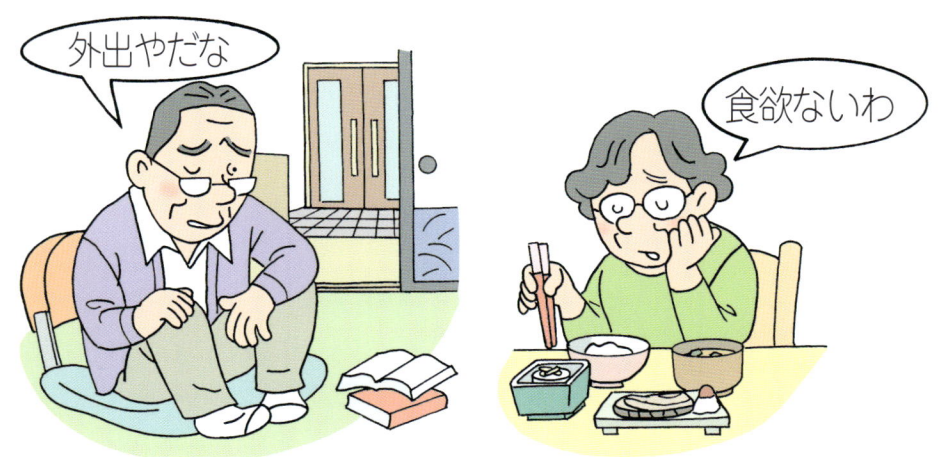

④**病気やけが**　これらも体の動きを失わせるものであることはいうまでもありません。

体の動き（身体的活動性）を失わせる原因のまとめ

これまでに見てきた「原因」をまとめると次のようになります。

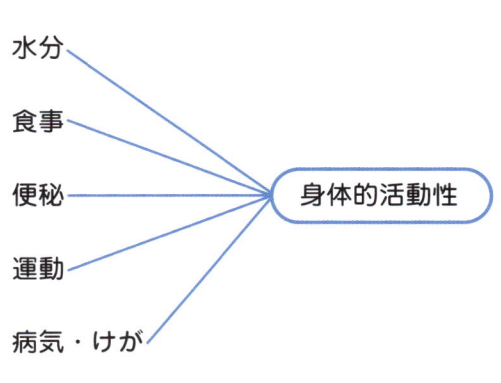
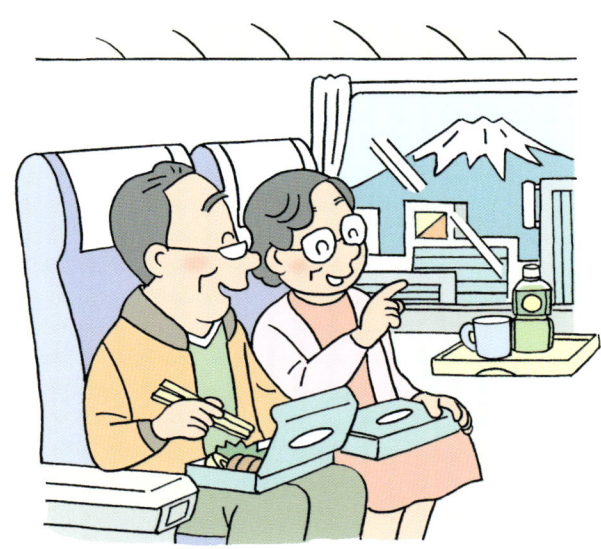

もうひとつの要因——役割や社会関係

　体の動き・身体的活動性を失わせる原因を学んだところで、もうひとつの要因である「役割や社会関係」についてもみてみましょう。

　昔から、新しい土地に引越しをした高齢者が友だちや仲間のいない生活（孤立した生活）の中で認知症になった、という話はよく聞かれていたことです。友だちや仲間との社会関係が失われることの重要性が示されています。

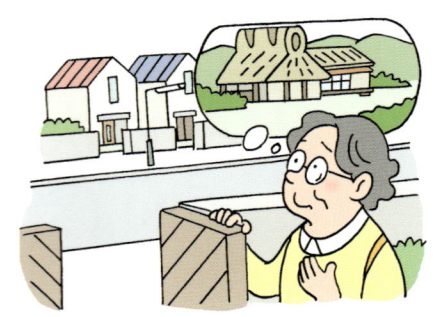

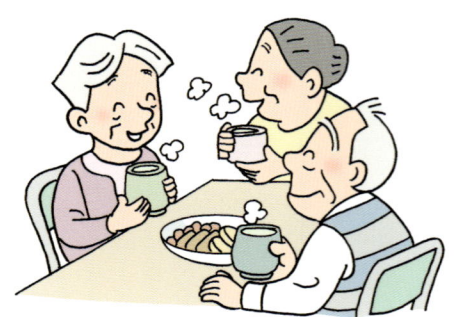

　配偶者を失うと認知症になりやすい、ということが外国の書物に必ず書かれています。これも夫婦という社会関係と、相互の役割が失われることの危険性を示すものです。ただし、どういうわけか日本ではこれに当てはまらない例が多いという事実はあります。たぶん夫婦の関係が外国と日本とではちがうのでしょう。

　外国の研究では、趣味をもつこと、特に仲間（グループ）で行う趣味が認知症の発生を減らす、という研究が少なくありません。仲間と共通の趣味を楽しむというのは、仲間という社会関係ができることであり、その中で互いに役割が生れるよい機会ともなります。

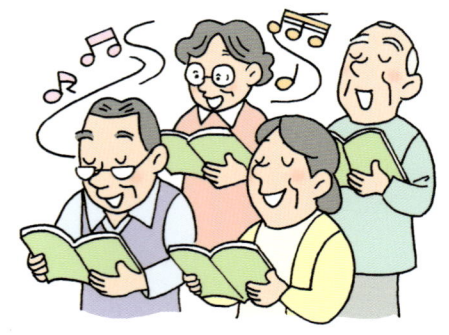

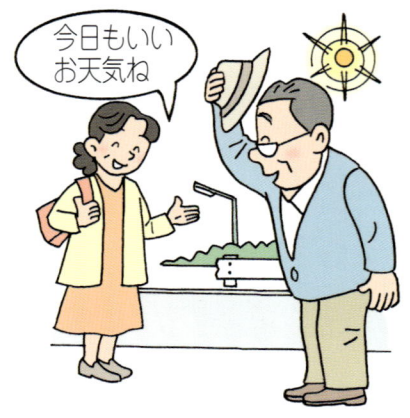

　周囲の人びと（地域社会）が認知症の方を蔑視したり、異常者として遠ざけてしまうのは、その方と地域社会との関係を閉ざしてしまうことです。こういう関係のもとで認知症も悪化してしまうという例は少なくありません。認知症の方を地域が受容するというのは"ふつうの人として付合う"ことを意味しており、これは非常に大切なことです。

心配ごとや悩みは「ストレス」を生んで、認知症にかかりやすくなることは、すでに金子・新福両先生のお考えのところで述べました。心配ごとや悩みの解消には「相談できる人」が必要となってきます。つまりそういう人が周囲にいるか、ということで、家族やとりわけ親しい友だちや仲間の存在が鍵となります。

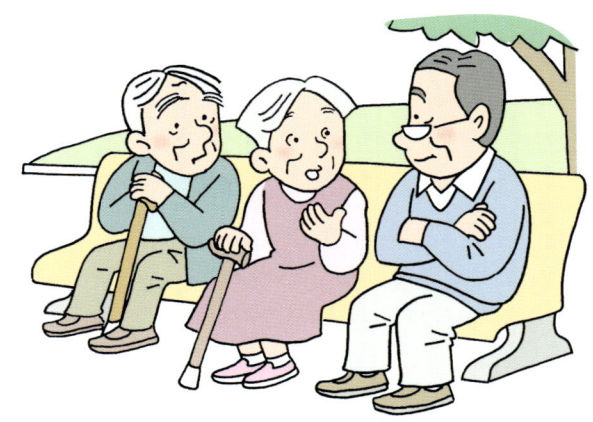

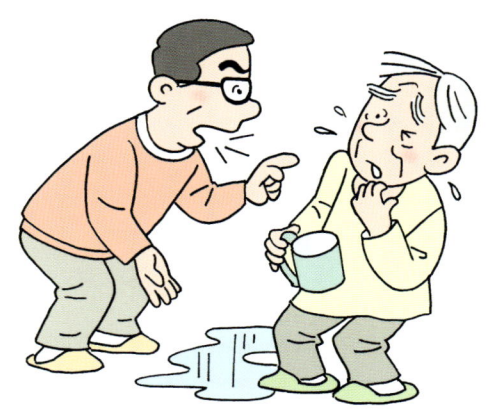

非常に恐い思いをしたり、犯罪に遭ったり、虐待を受けたりすると、トラウマ（心的外傷）となって認知症にかかりやすくなる、というのも金子・新福両先生の述べておられることです。なかでも虐待は重大で、これも人間関係のゆがみの現れとみることができます。

役割や社会関係を失わせる原因のまとめ

これまでにみてきたことをまとめると次のようになります。これは先に学んだ「身体的活動性」と同じくらい、認知症を治すケアにとって大切なものです。

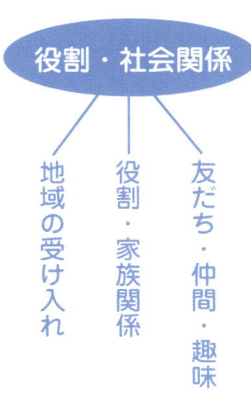

役割・社会関係
- 友だち・仲間・趣味
- 役割・家族関係
- 地域の受け入れ

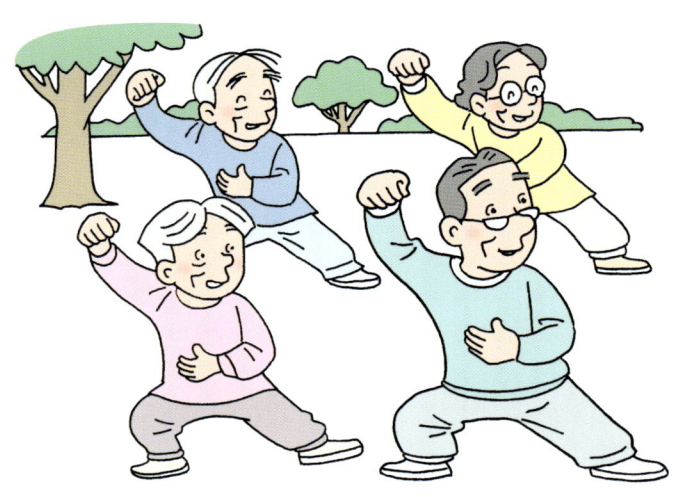

全体のまとめ、はじめに起こること——認知力の低下

　10ページの図で、認知症は「生理的ぼけ」「身体的活動性」「役割・社会関係」がからみ合って生じてくると述べました。この"からみ合い"からは「認知力」－周囲の状況を正しく認知する力－の低下が起こってきます。このため「もの忘れ」「何度も同じことをいう」「勘ちがいをする」「間違いをする」などの、"初期の認知症"の症状が現れてきます。

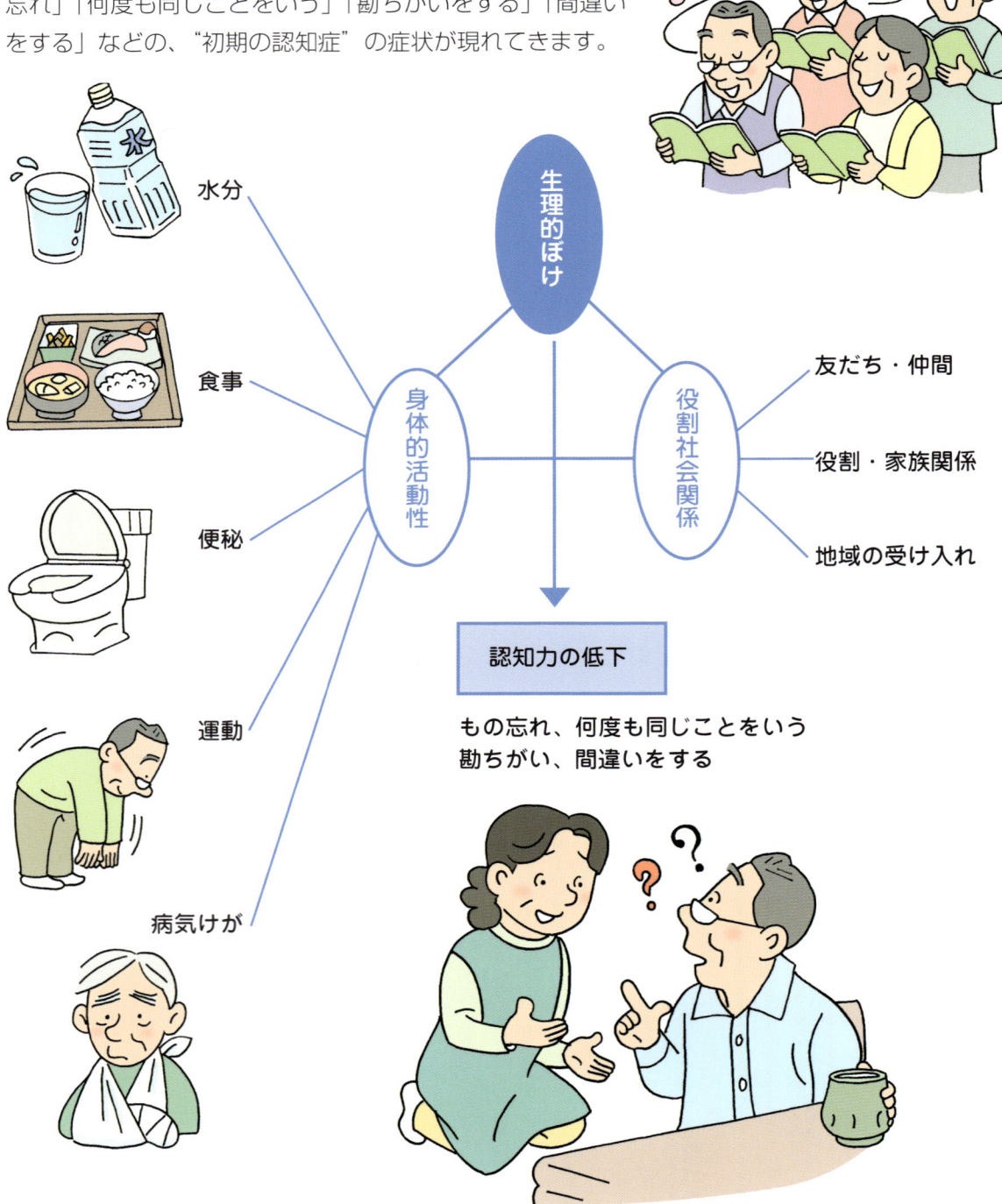

認知力の低下から周辺症状へ
──それはなぜ起こるのか、認知症の方の心理を理解しよう

●夜になると騒ぎ、介護者に乱暴する。

なぜこのようなこと（症状、異常行動）が起こるのでしょうか？

> いまが夜だということがわからないため？
> 傍にいるのが家族だとわからないため？
> 家族の顔を忘れたため？

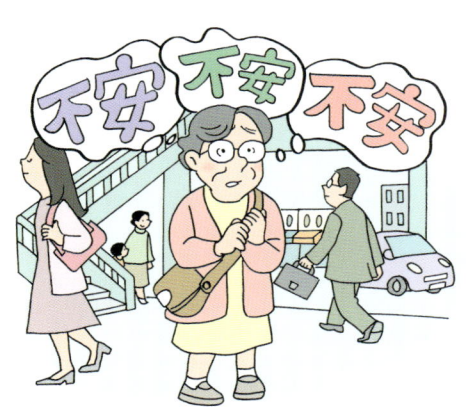

いずれもちがうと思われることでしょう。では、何が原因なのでしょう。このことを考えるのが「周辺症状」を理解し、それに正しく対応する秘訣となります。

上のような様子をみると、その認知症の人は一種の"錯乱状態"に陥っていると感じられます。

その"錯乱状態"の本体は何なのでしょうか。

認知症は、周囲の状況を正しく認知できないことが原因だと述べました。そして認知とは、周囲の状況を認識（ここがどういう場なのか）、理解（自分はなぜこの場にいるのか）、判断（ではどうすべきなのか）、これらが正しくわかることだということも述べました。

認知障害、つまり状況がわからないということはその人を「混乱」させてしまいます。「混乱」は次に「不安」をもたらします。

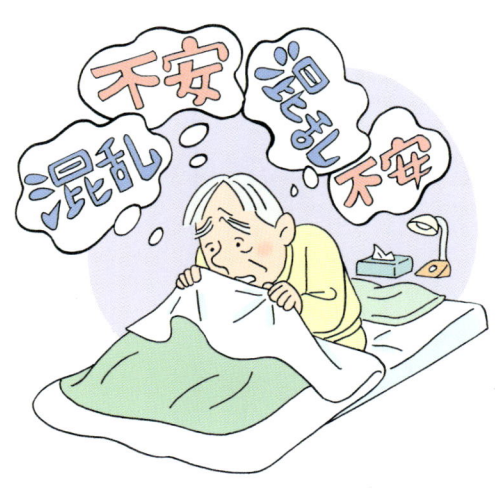

こどもの頃、夜に寝ていてふと目がさめ、まっ暗な中で、ここがどこだかわからなくなり（混乱）、急に不安になって起きだして家の中をウロウロした、という経験があるかと思います。

認知力の低下は、つねにこのような混乱と不安をもたらすことになり、しかも認知症の人は、文字どおり"朝から晩まで"混乱と不安の中に投げこまれたようになっている、といってよいでしょう。

「認知症の人の心理状況とは、つねに混乱と不安に怯えていることである」

このようにいって間違いはありません。

絶え間ない混乱と不安は、周囲の状況への態度をつくり上げていく

"いつも混乱させられ不安に襲われる"となると、ふつうでも人間は「そのような不気味な状況から逃げようとする」か、人によってはわからない状況に対して「事態を打開するためにあれかこれかと動きまわる」かすることでしょう。

これがいつも終ることなく繰り返されると、ある人はあきらめて何があっても（周囲の）状況とは無関係に身を置くようになり、傍で見るといつも「無関心」「無感動」「無動」として映るようになります。

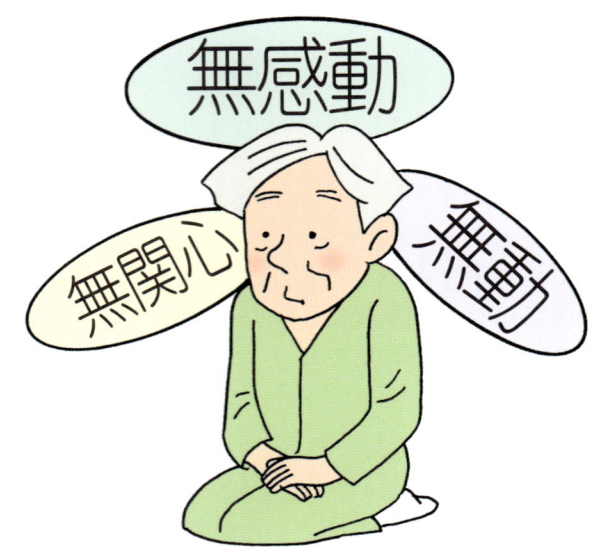

"いつもボーッとしている"タイプの認知症の人がこれに相当します。

このタイプの認知症の人を私は「遊離型」と呼んでいます。いつも周囲の状況（現実）から身を離して、いわばわけのわからない状況から身を守ることが常態となった人たちといえましょう。

もう1つのタイプは、わけのわからない、混乱と不安をもたらす状況へ、そこから逃げるのではなく果敢に挑みかかるタイプで、これが常態化したものを「葛藤型」と呼んでいます。

"何かのきっかけで異常に興奮したり、動きまわったり、乱暴する。""トイレットペーパーを集めてきたり、いろいろなものを食べてしまう（異食）"というのがこのタイプです。つねにまわりと闘っているタイプといってよいでしょう。

3つめのタイプは、わけのわからない状況の中に、自分にとって懐しいよき思い出の時代と同じ物や状況があったとき、それをきっかけに「過去の自分」に戻ってしまうタイプです。これを「回帰型」と呼んでいます。

"お人形さんを見ると抱きしめて育児をするようにお世話をする。"

この方は初めての子を手にした時代の自分が人生の中でもっとも輝いていたのでしょう。

自分の「過去の職業」に戻ってしまう人もいます。

一般に「周辺症状」と呼ばれ、介護に難渋するいろいろな症状（異常行動）は、繰り返される"わけのわからない状況""不気味で混乱と不安をもたらす状況"に対して、いつの間にかその人が身につけた「行動のパターン」だといっていいでしょう。このパターンが出来上がってしまうと、つねに同じような行動が繰り返しみられるようになってしまうということです。

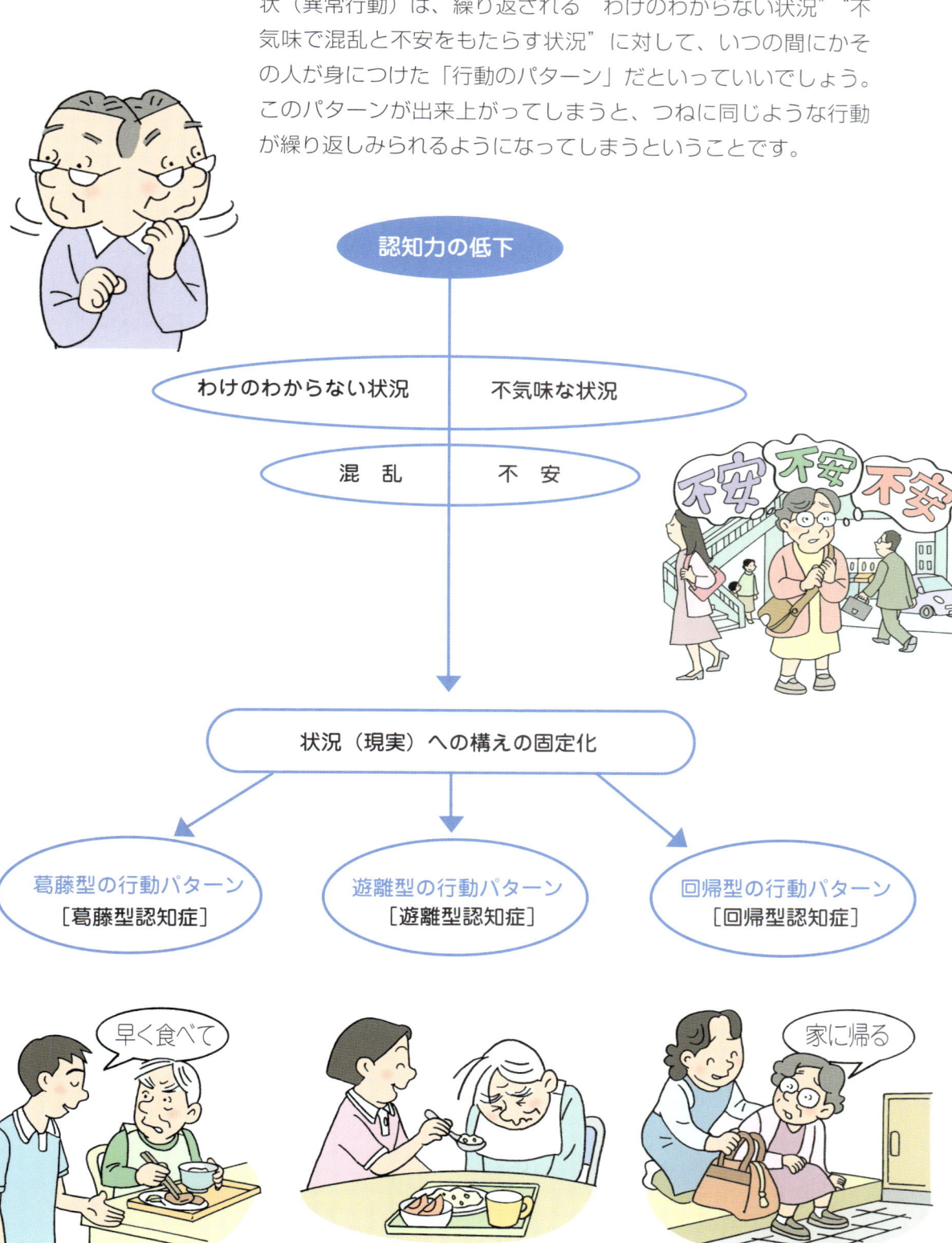

認知症には6つのタイプがある

「周辺症状」がなぜ生れてくるかを学んだところで、認知症全体としてどのようなタイプがあるかを知っておきましょう。

"認知症を治す"ためには、この6つのタイプを知り、その認知症の方が"どのタイプか"を判定することが大切です。なぜならそれぞれのタイプによって「治す方法」がちがうからです。

まず認知症の6つのタイプを紹介します。

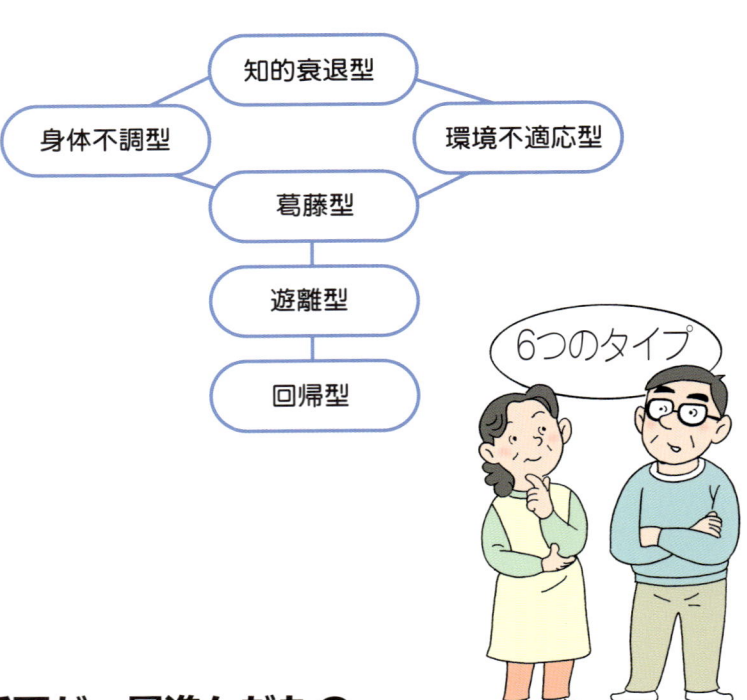

知的衰退型／認知力の低下が一層進んだもの

"場所がわからない"という症状が強く現れてくるタイプです。

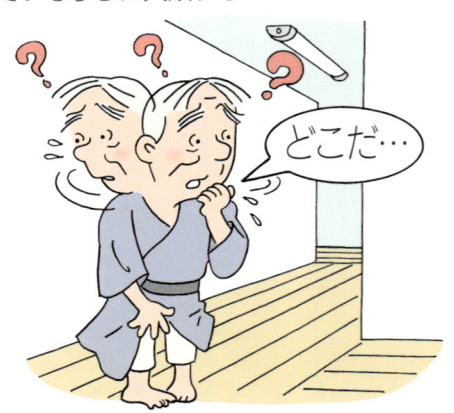

トイレの場所がわからなくて探しているうちに失敗する

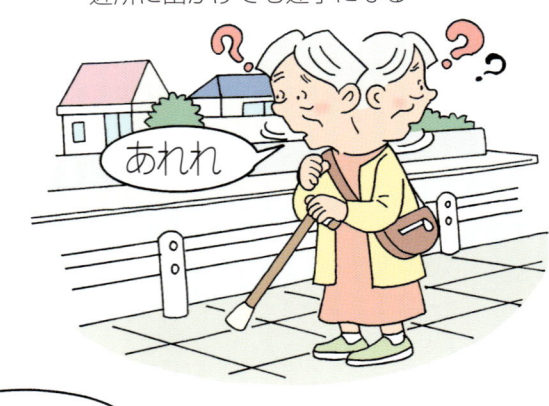

近所に出かけても迷子になる

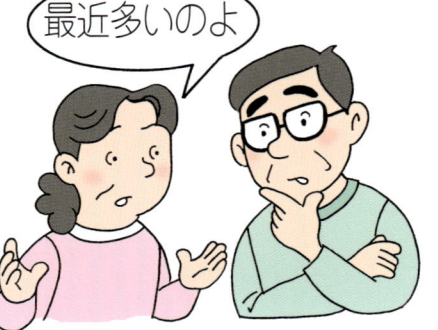

このような症状がよく見られたら「知的衰退型」とみてよいでしょう

身体不調型／認知症の中でもっとも多いタイプ

次に述べるような原因によって体調が良くないときに「興奮」という言葉で表現される各種の症状が起こるものです。原因には次のようなものがあります。

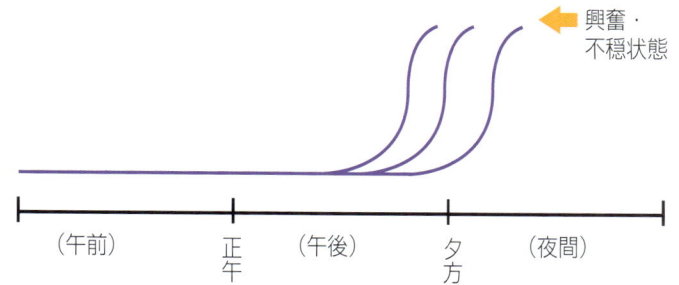

脱水を原因とするもの

身体不調型のなかでももっとも多いのが「脱水」によるもので次のような特徴をもっています。

夜になると興奮不穏状態になる。
午後の遅い時間や夕方になると落ち着かなくなる。
午前中は落ち着いていることが多い。

※午前中はまだ水分のバランスがとれている。体を動かしているのに飲む水が少ないと時間が経つにつれて水分バランスが崩れていく。これが症状が現れてくる原因です。水分不足がなぜ認知症の症状を生じさせるかを知りたい方は『認知症のケア』をお読みください。

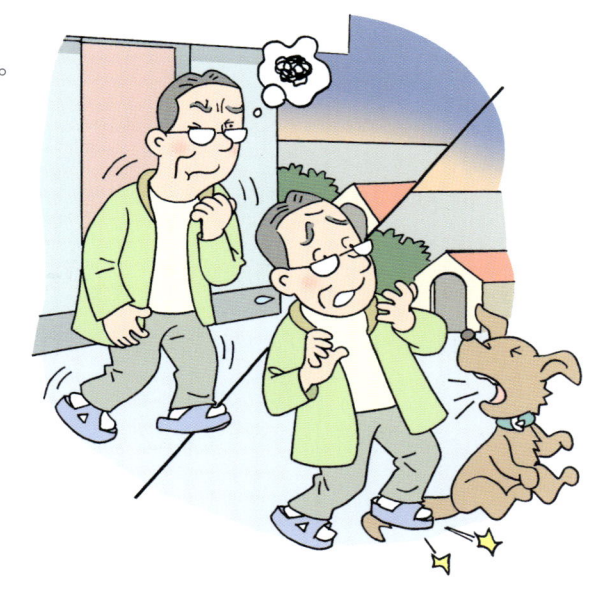

便秘を原因とするもの

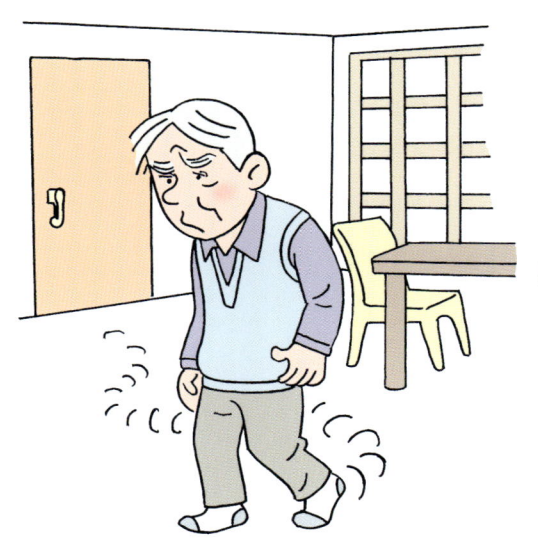

ふだんは比較的おとなしいのに、1週間か10日に一度くらい「非常に興奮する日」がある。その日にはきまって大量の排便がある。つまり「排便日の興奮」といってもよいでしょう。

※排便のときには腸を動かすために自律神経系のはたらきが活発になり、これが異常に活発になると"いらいら"して、情緒的に不穏になります。特に便秘のときにそうなりやすいのは私たちでも経験することです。「情緒的不穏の興奮」といってもよいでしょう。

低栄養・運動不足、低体力を原因とするもの

　認知症になると食事がすすまなくなり、「低栄養」となる危険があります。また、体の活動性が低下する（体の動きが鈍くなる）ことが認知力の低下の要因となることはすでに述べました。

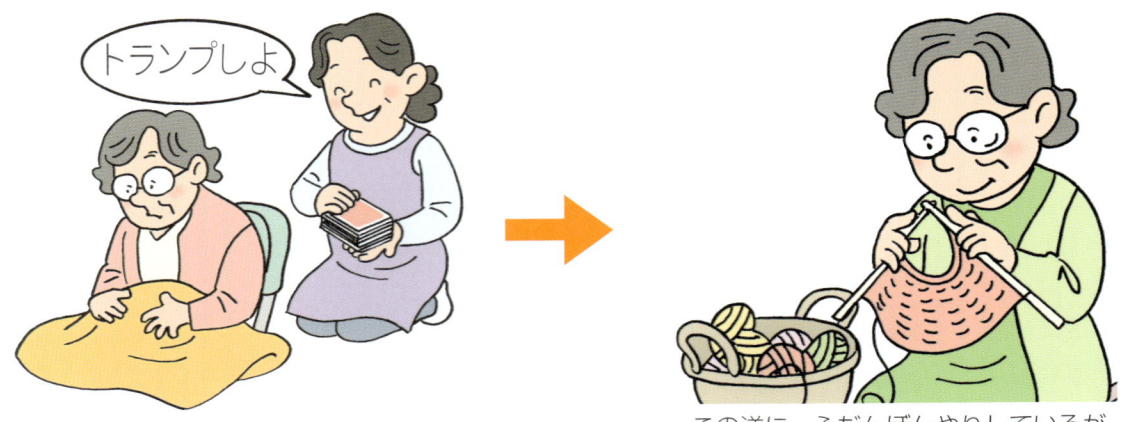

ふだん"ぼんやりしている"ことが多いのに、気のすすまないことをすすめると怒りだしたりする。

この逆に、ふだんぼんやりしているが、興味のあることや好きなことをするときには比較的はっきりする。

※要するに気分にむらがある、ということです。低栄養や運動不足（寝たきり、寝たり起きたりの生活）は「体力の低下」をもたらし、何をするのも"おっくう"になって"ぼんやり"と過すことになります。しかし不快なことがあると興奮するという特徴をもっています。

病気やけがを原因とするもの

　体を動かさずにじっとしているので、"どこか具合でも悪いの？"といって体にさわったりゆり動かすと怒ったり、手をはらいのけたりする。

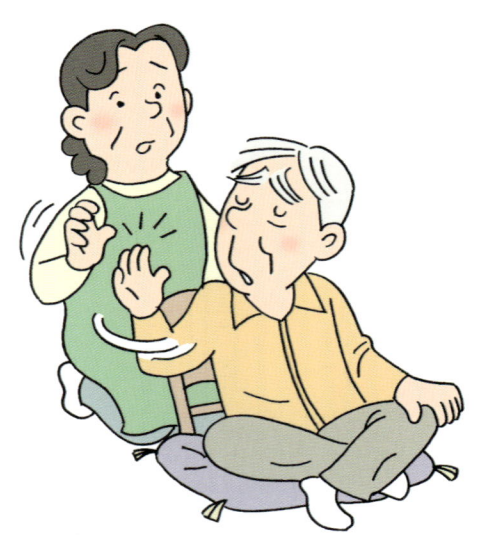

※病気やけがは「苦痛」をもたらし、本人はじっとしていたいのに、体にさわったりして苦痛がひどくなるから怒るのでしょう。認知症の人は言葉でうまく説明できないことが多いのも原因と考えられます。

環境不適応型

新しい環境－見慣れない場所や人－におかれるとそれを「拒否」するという症状を特徴とします。

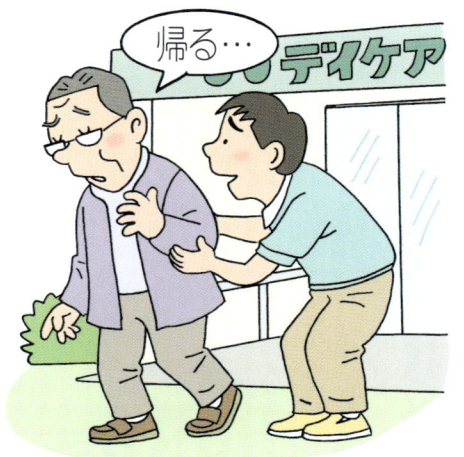

デイサービスなどに通うのを嫌がる。デイサービスの玄関で"こんなところはいやだ"といって入ろうとしない。無理に中に入れようとすると乱暴する。

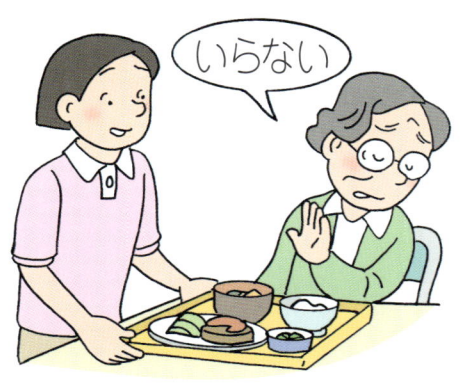

デイサービスで入浴や食事、グループ活動を拒否する。

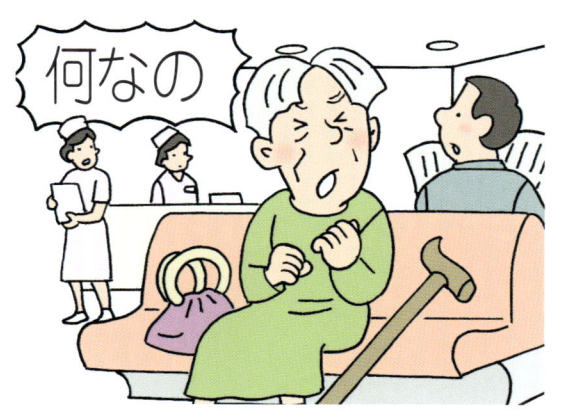

ときどき通院する病院の待ち合い室で騒ぎたてる。

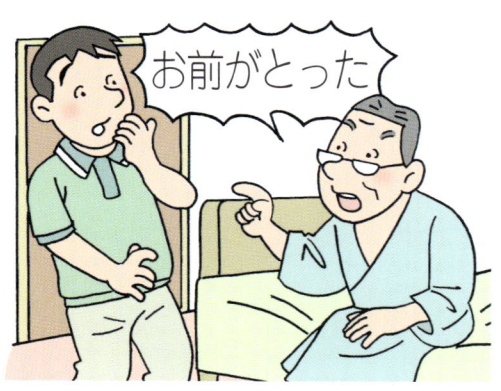

新しいヘルパーに対して"こんどのヘルパーはものを盗む"といって、その人の訪問をいやがる。

※認知力の低下した状態では、新しい場や人がどういうもので、自分にとってどのような場や人で、したがって自分はどうしたらよいかがわからなくなり、それが「拒否」という症状に発展していくとみてよいでしょう。

先に「周辺症状へ発展するプロセス」について述べましたが、ここでもう一度それぞれのタイプの特徴をみてみましょう。

葛藤型

　葛藤型は、わけのわからない状況に対して果敢に闘いを挑んでいる姿といいましたが、さらにくわしくみてみると、症状が現れる「きっかけ」によって2つのタイプがあることがわかります。この「きっかけ」は、まわりから何らかの「抑制」を受けているときと、「孤独」あるいは「孤立」しているとき、この2つがあります。

"こぼさないで食べてください"、"トイレを汚さないでください"、などというと興奮して大声をあげたり乱暴する。これは"○○するな"という発言が本人にとっては「抑制」（ことばによる抑制）となっているためです。

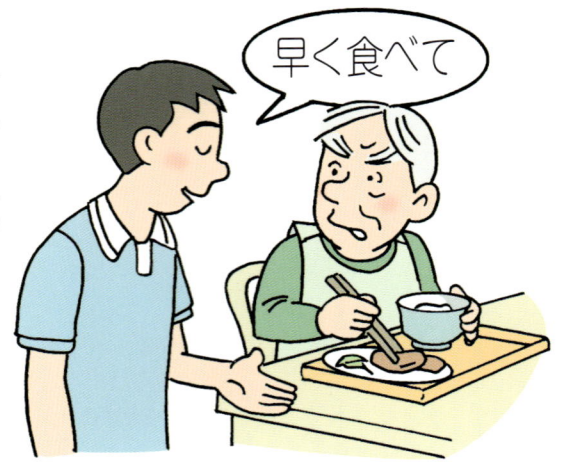

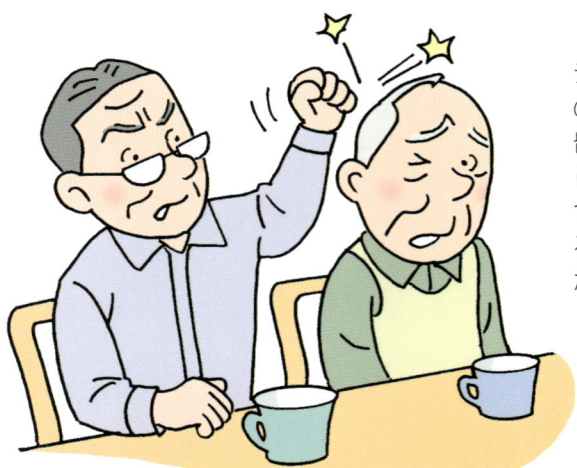

デイサービスなどで、いきなりとなりの人をポカリとなぐった。
皆でゲームなどをしているとき、ひとりだけ取り残されてしまっていること、つまり「孤独」「孤立」状態となっていることがあります。これは孤独・孤立が原因（きっかけ）となった症状です。

トイレからトイレットペーパーを持ってくる。目を離すと目の前のものを何でも食べてしまう。特に用事もないのに他の人をさがす。これらも孤独をきっかけとする症状です。

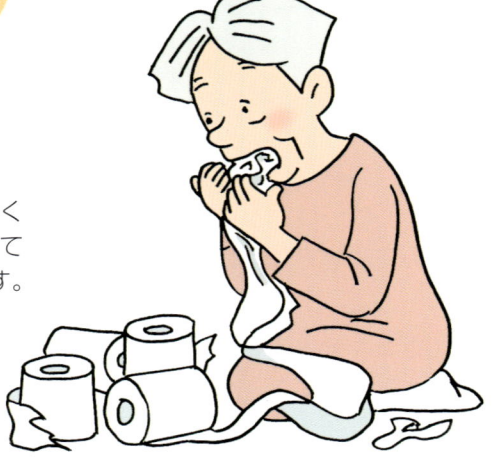

遊離型

終日ぼんやりし、まわりのことに関心を示さず、感情が動かず、体の動きもほとんどない、いわゆる「無関心」「無感動」「無動」と呼ばれるタイプです。

食事を出しても食べようとしない。仕方がないので箸やスプーンで口までもっていってあげても口の中に入れたまま、噛んだりのみ込もうとしない。

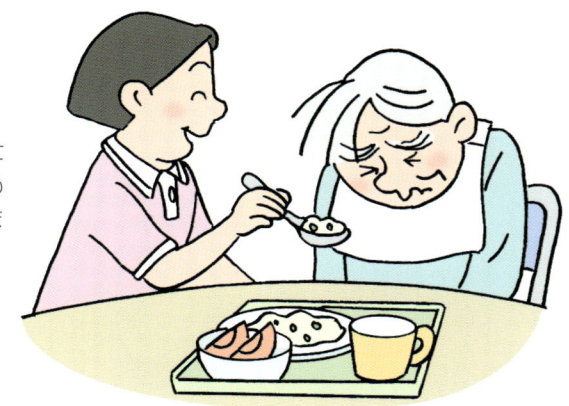

回帰型

その人の古き良き時代、輝いていた時代に戻ってしまうものです。

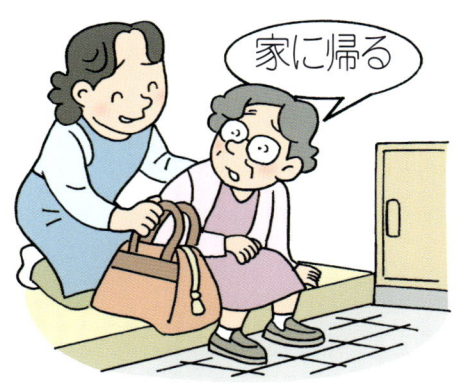

昔に住んでいた土地に帰ろうとして出かけていく。これは徘徊と呼ばれる症状の一種です。

お人形さん相手に育児に励む。外見上はお人形遊びのように見えますが、喋っていることを聞くと育児（赤ん坊の世話）をしていることに気付きます。その当時が懐かしく、もっとも良かった時代なのでしょう。

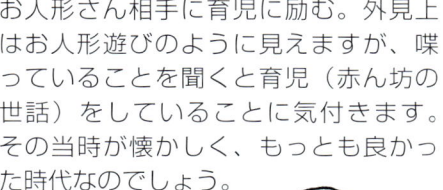

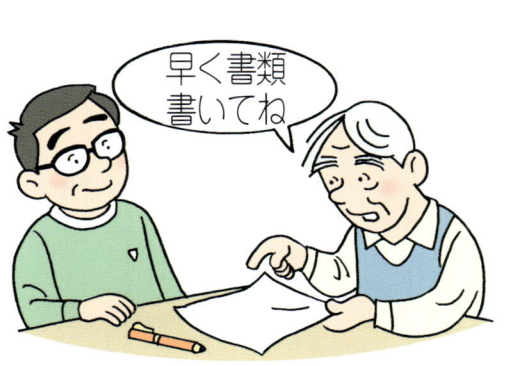

その人の過去の職業に戻ってしまう。役所勤め、学校の先生、旧国鉄職員、簡易保険の外交員など、その人の輝やいていた時代に戻って当時の行動そのままに振舞うという姿がみられます。

本人がいちばんつらい

認知症は介護者にとってつらい思いをさせるものですが、もっとつらいのは本人自身であることを知っておく必要があります。基礎理論の最後に是非このことを述べておきたいと思います。

"夜になると騒ぐ、奥さんに乱暴する"という状態は、介護している奥さんにとってもつらく悲しいものですが、それと同等にあるいはそれ以上につらいのは本人だ、ということを理解しましょう。

なぜなら御本人は"騒ぎたくて騒いでいるのではない""奥さんを痛めつけたくて乱暴している"わけではないからです。

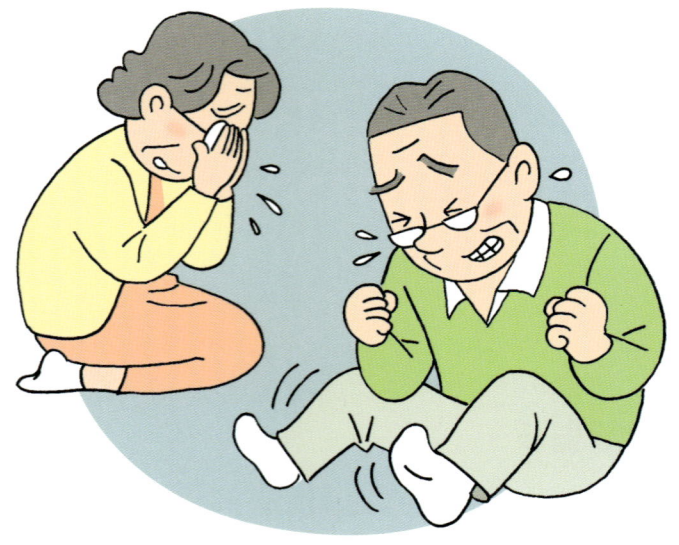

こうした行動をとる原因は、"いまは夜""自分の家""自分をなだめようとしているのが奥さん"などの、まさに自分の置かれている状況が正しく認知できていないことにあるのです。

状況が正しく認知できないと、人は「混乱」します。同時に強い「不安」にかられていきます。

"夜に騒ぐ"など認知症の人びとの示す症状は、混乱と不安のなせるわざだといってよいでしょう。

しかも心のどこかでは、自分のとっている行動が"どこかおかしい"と感じているのです。

認知症の人は、毎日毎日、それこそ朝から晩まで「混乱」と「不安」の中に置かれ、「孤独感」と「怯え」をもちながら暮らしているといえましょう。私はこういう毎日こそ、「人間としての悲劇」だと思います。私たちが「認知症を治そう」と呼びかけている理由もまさにこうしたところにあります。

以上で理論編を終ります。もっと理論を学びたいという方は私の『認知症のケア－認知症を治す理論と実際』（年友企画）をお読み下さい。

さあ認知症を治そう

まずは認知症を治す全体像をつかんでおきましょう

次のように考えるとよいでしょう。

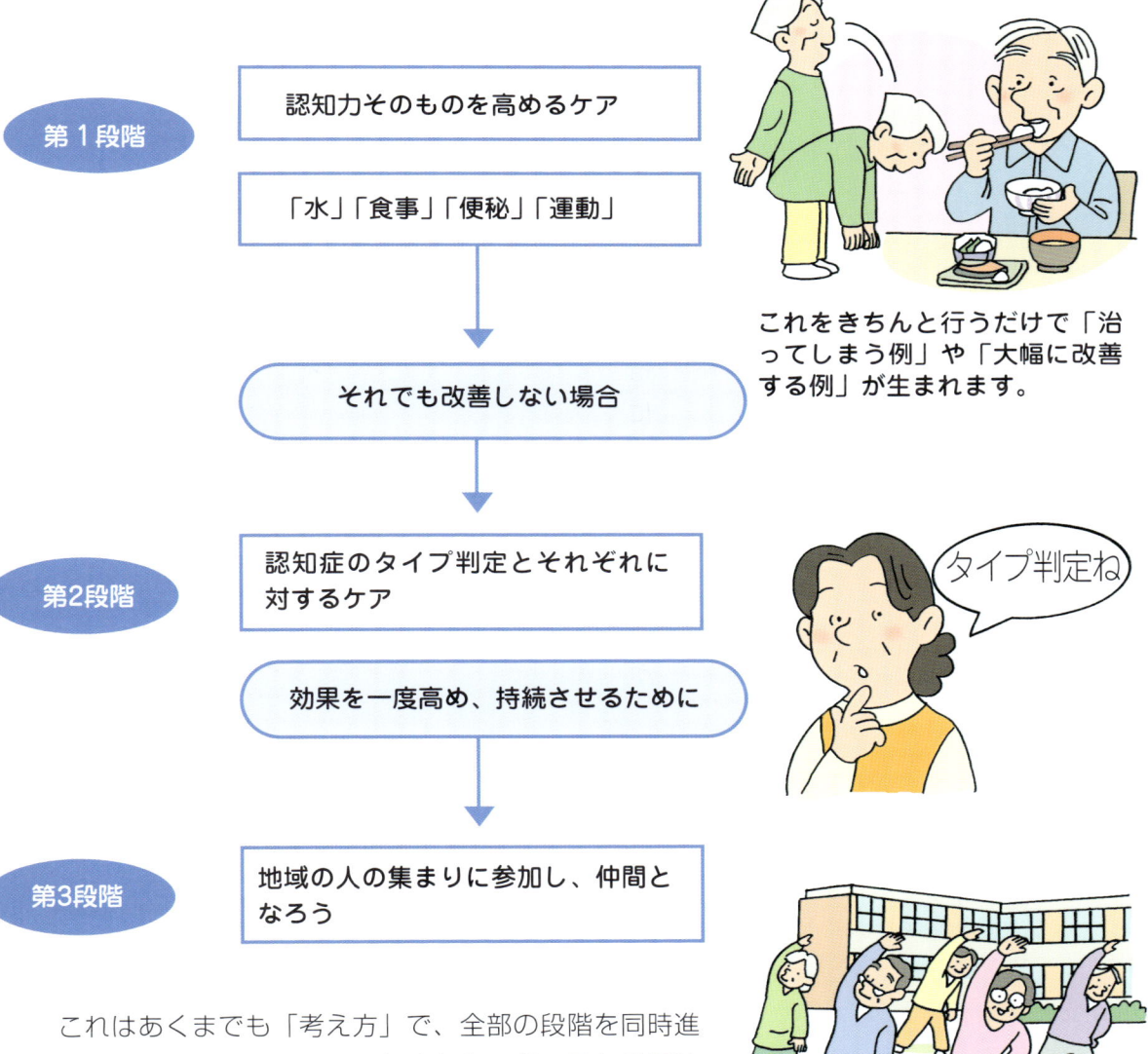

第1段階
- 認知力そのものを高めるケア
- 「水」「食事」「便秘」「運動」

これをきちんと行うだけで「治ってしまう例」や「大幅に改善する例」が生まれます。

それでも改善しない場合

第2段階
- 認知症のタイプ判定とそれぞれに対するケア
- 効果を一度高め、持続させるために

タイプ判定ね

第3段階
- 地域の人の集まりに参加し、仲間となろう

　これはあくまでも「考え方」で、全部の段階を同時進行で行ってもかまいません。かまわないどころか効果は一層確実、持続性の高いものになるでしょう。

問題点を発見する評価力を高めましょう

認知症を合理的に治していくためには、何といっても「問題点を発見する力」をつけていくことが大切です。別紙の「家族が治す認知症ケアチャート」に、正確に記入できるように少しだけ練習しましょう。

1日に飲んでいる「水分」の量を計ります

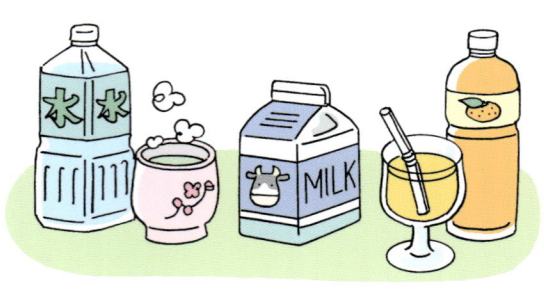

　起床から就寝までの間に飲んでいる水分の量をはかりましょう。

　各種の「お茶」「お水」「牛乳」「ジュース」「ミネラルウォーター」など、"飲む"という動詞が使われるもののすべてが含まれます。

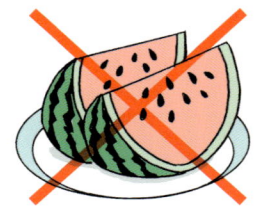

"食べる"という動詞がつくものは含めないでください。たとえ水分の多いスイカであっても。

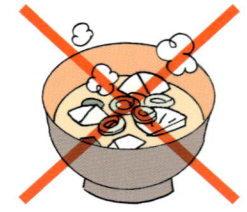

"みそ汁"も除外します。具を除くと意外に水分は少ないものですし、地方によっては具がほとんどというところもあるからです。

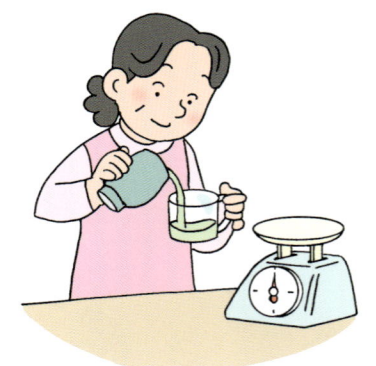

お茶やお水などは、ふだん使っている湯のみやコップにどれくらい入れて飲んでいるかを計っておくと便利です。1杯の量がわかれば、1日に何杯飲んだかによって量が計算できます。一度計量カップで計るか、料理用のハカリで計って容器（湯のみ、コップ）の重さを引いて計って下さい。

栄養量を計算してもらいましょう

　2～3日分の食事内容（メニューと食べた量）をメモしておいて、デイサービスの管理栄養士や保健センターの保健師さんなどに栄養量（1日あたりのキロカロリー）を計算してもらいましょう。また、最近ではカロリー計算のための料理ブックもたくさん出版されていますので、それを買って自分で計算するのもよいでしょう。

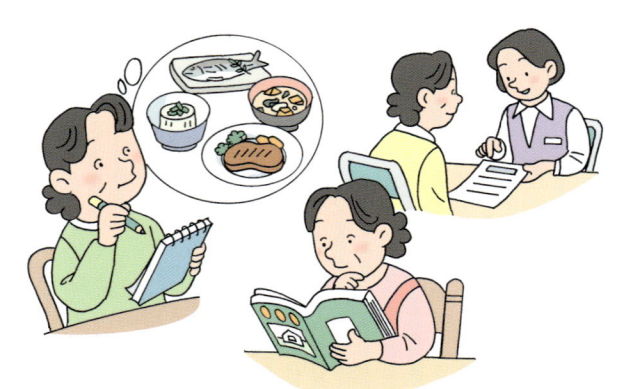

排便のあった日を記録しましょう

　これはうまく調べられないことが多いかもしれませんが、本人に聞いたり、トイレの臭いなどで出来るだけ「排便の有無」を知るようにしましょう。

　この他の「外出」「体操などの運動」はチャートに示した項目に記入して下さい。

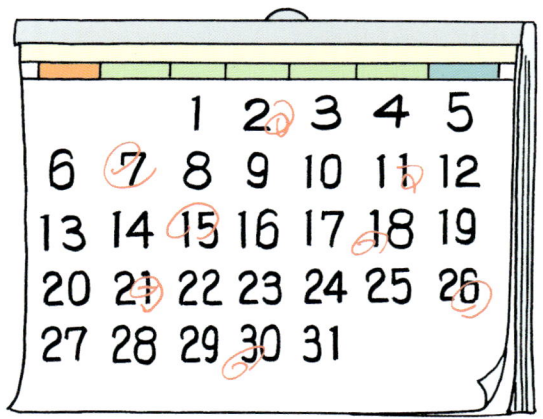

現在の症状を書くポイント

ふだんに見られるご本人の症状や行動を正確に把握することはとても大切です。
そのポイントは

いつ——その症状が「いつ」起こるのか。たとえば、夜になると、週に1度くらい、いつという決まったときがなく、などです。

どこで——その症状が「どこで」起こるのか。家で起こるのか、外出先で起こるのか、どこでも起こるのか、などです。

どのような状況で——その症状が「どのような状況」で起こるのか。たとえばひとりでいるとき、介護者が注意をしたとき、などです。

　現在の症状を正確に把握するには、その症状が起こったときのことをよく観察しておくことが大切です。これがしっかりしていくと「認知症のタイプ判定」がわかるようになり、ケアが正確になって治す力も高まっていくことになります。第2段階—残された症状—を治すことが出来るようになります。

家族による認知症ケアチャート　記入例

認知症の方のお名前	（イニシャル）W・A	年齢	76歳	性別	男・(女)	要介護度	2
主に介護している方	認知症の人の	妻・夫・娘・(嫁)・他（　）		介護を手伝っている方	(なし) あり（　　）		

いつ頃から「おかしい」と気付きましたか？	平成 19 年頃から
はじめに気付いた症状や異常はどのようなものでしたか？	夕方になると娘を探す 「物がなくなった」 「隠している」 と興奮する

現在の症状はどのようなものですか？

　「何日も家族に会っていない」「意地悪される」と興奮し、怒鳴り、物を投げつける

その症状が起こるのはどのような時や場所ですか？　例：夜になると起こる

　午前中はない。家族が誰もいなくて1人の時

症状が起こったときにはどのように対応していますか？

　説明して、理解してもらえるように努めている

1日に飲む水分量	あまり飲んでいない cc／日	現在服用しているお薬の名前と量
1日に食べる食事量	1500？ Kcal／日	認知症の薬（○○○○○○） 肝臓の薬（○○△△） 高血圧の薬（○○○○○○） 下剤（○○○○○○） 胃薬（○○○○○○）
外出や散歩の機会	0 回／週	
体操などの機会	(なし) あり　　回／週	
地域の集まりへの参加	(なし) あり　　回／月	

これからご家族として行うこと
1. いつでもお茶が飲めるようにテーブルに用意する
2. 夕食の買い物に一緒に行く
3. テレビ体操を一緒にする
4.
5.

その実行状況と経過	
月／日	
○／○ いつも使うコップを測ってみたら210ml入るので1日8回、起床、朝食、9時、10時、昼食、2時、4時、夕食にしようと考えた。	
○／○ 昨日は意気込んでみたが、ぜんぜん飲んでくれない。	
○／○ 水を飲む量が増えたら、落ち着いてきたような気がする。	

家族による認知症ケアチャート

認知症の方のお名前	（イニシャル）	年齢	歳	性別	男 女	要介護度	
主に介護している方	認知症の人の	妻・夫・娘・嫁 他（　　　）		介護を手伝っている方		なし あり（　　　）	

いつ頃から「おかしい」と気付きましたか？	平成　　　年頃から
はじめに気付いた症状や異常はどのようなものでしたか？	

現在の症状はどのようなものですか？

その症状が起こるのはどのような時や場所ですか？　例：夜になると起こる

症状が起こったときにはどのように対応していますか？

1日に飲む水分量	cc／日	現在服用しているお薬の名前と量
1日に食べる食事量	Kcal／日	
外出や散歩の機会	回／週	
体操などの機会	なし　あり　　回／週	
地域の集まりへの参加	なし　あり　　回／月	

これからご家族として行うこと
1.
2.
3.
4.
5.

その実行状況と経過	
月／日	

いよいよ本番

まずは「水」「食事」「便秘」「運動」から始めましょう

ケアチャートから次の目標値に達していない場合には、目標値をクリアするよう始めて下さい。

```
目標値

1日の水分      1500ml（寝たきりでも1300ml以上）
1日の食事      1500キロカロリー
排便           毎日1回が理想、少なくとも3日に1回
散歩           季節と天気がよければ毎日
体操など       パワーリハビリがもっとも効果的
```

水を飲んでもらうには

ふだんからあまり水を飲まない人に十分な水分をとってもらうのは大変むずかしいのですが、いろいろと工夫をするとそれが習慣となって十分な水がとれるようになります。

「脱水」は認知症の大敵であるばかりでなく寝たきりにも移行しやすいので、頑張って飲んでもらって下さい。

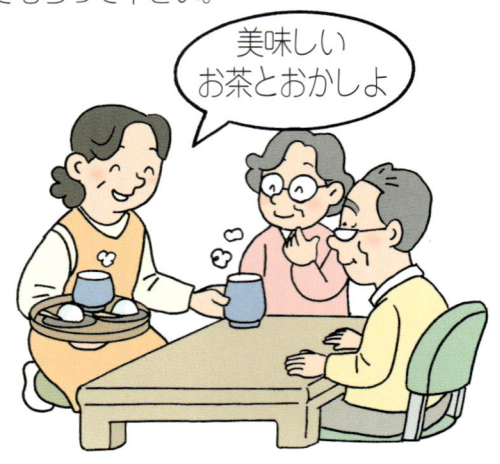

①「お茶の時間」をつくって一緒に飲む。
②お茶、牛乳、各種のジュース、コーヒー、紅茶など多種類の飲み物を用意する。
③「食べる水」　市販の寒天の元を溶かして味をつけて「おやつ」として食べる。

※心不全や腎不全などの病気で医師から水分制限を指示されている場合はその制限量に従って下さい。
※これ以外の方の場合に、水分をとりすぎても害はありません。

食事と栄養を改善する

①孤食は低栄養のもと、食事はご家族と一緒に。内容はご家族と同じものであれば栄養量も十分でしょう。
②家庭の日常にはあまり出ないお寿司、ウナ丼など"目先き"を変えてバラエティーをもたせる。

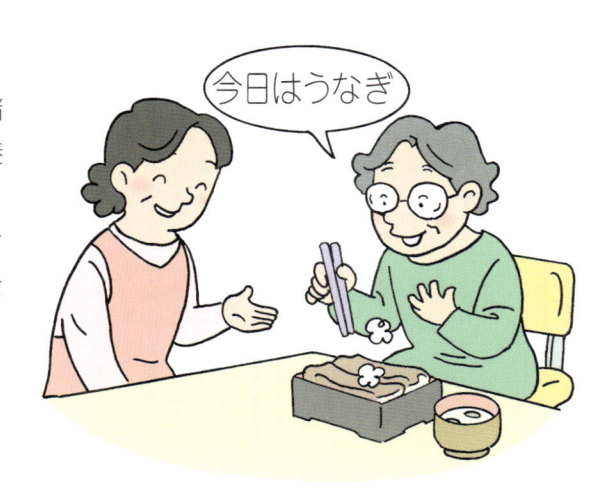

便秘を治す

便秘には下剤と考えがちですが、効き目が不定であったりしますので"下剤は最後の手段"として、下剤に頼らないで治しましょう。

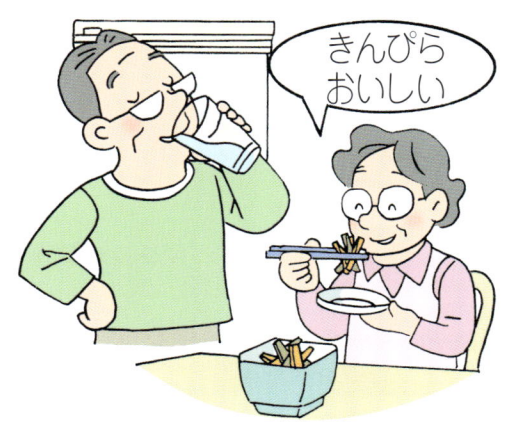

①水分をしっかりとる。便秘の特効薬は「水」であることを知っておきましょう。特に起床時の水や牛乳は快便のもとです。
②食事をしっかりとる。
③食物せんいの多い献立。
④市販のファイバーをお茶やみそ汁に混ぜてとる。
⑤散歩や運動、特にパワーリハビリは便秘の特効薬です。

散歩（外出）をする

いろいろな話をしながらの散歩は気分も変わり、落ち着かせるものです。思いきって出かけましょう。

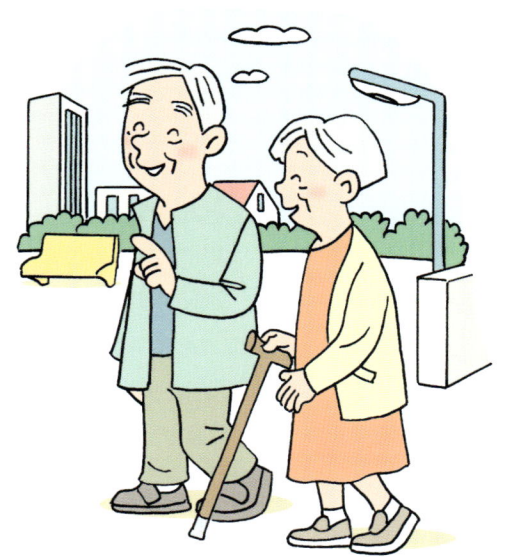

パワーリハビリテーション

　パワーリハビリテーションは、新しいリハビリとして全国的に注目され実施施設が増加しています。

　体操などの動作がきちんと出来ない認知症の人びとにとって、唯一の、そして効果の高い「運動療法」といってよく、認知症、うつ、パーキンソン病などに非常に高い改善効果があることが知られています。

　パワーリハビリは、ごく軽い負荷でマシントレーニングを行うもので高齢者でもまったく危険性はありません。

　パワーリハビリによる効果をまとめると次のようになります。

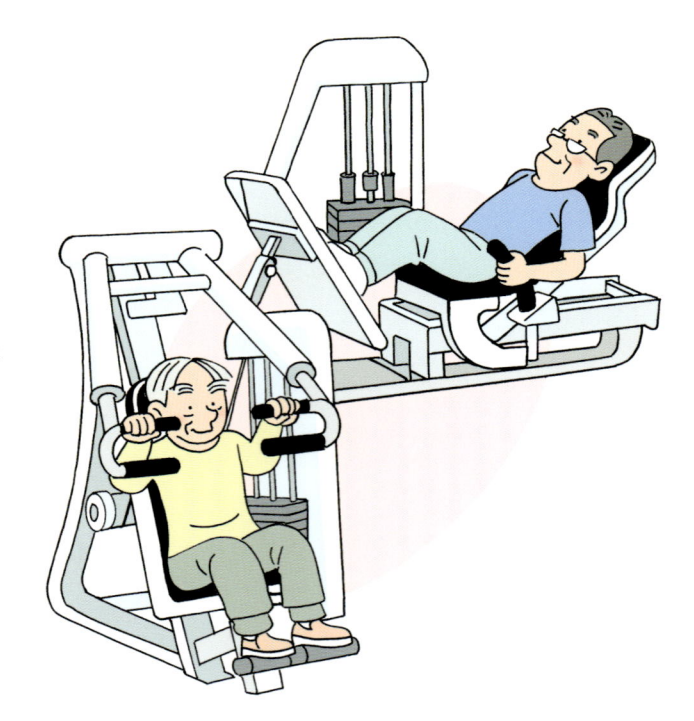

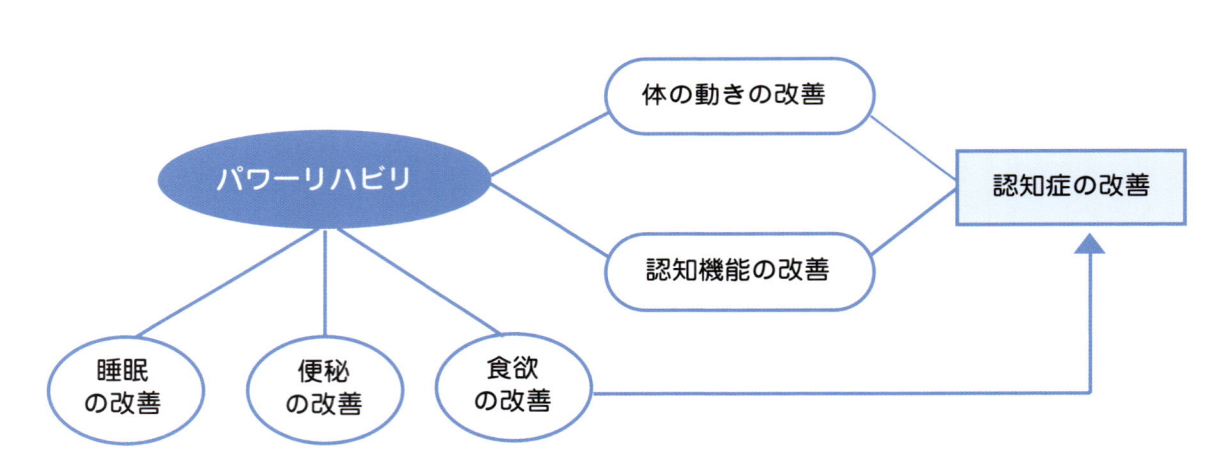

```
パワーリハビリ ─┬─ 体の動きの改善 ──┐
               │                    ├─ 認知症の改善
               ├─ 認知機能の改善 ──┘
               │
           ┌───┼───┐
        睡眠  便秘  食欲
        の改善 の改善 の改善
```

＊もともとパワーリハビリは「体の動き」を改善するためのものでした。体の動きが認知症と大いに関係があることはすでに述べたとおりです。

＊パワーリハビリで筋肉が動くと、神経の末梢からアセチルコリンが大量に分泌されます。認知症はアセチルコリンの欠乏症です。パワーリハビリによる認知機能の改善には、運動にともなうアセチルコリンの分泌が影響していると考えられています。

＊パワーリハビリをやりはじめると、"夜に熟睡できるようになった" "食欲が出てゴハンがおいしい" "便秘が治った" とよくいわれます。これらは体調をよくし、食事と便秘は認知症に直接的な効果をもつことはこれまで述べてきたとおりです。

残された症状を治す

水・食事・便秘・運動という基本を解決すると、多くの認知症は治るか大幅に改善しますが、それでも症状が残るなら、第2段階のケアをすすめます。そのためにはまず「認知症のタイプ判定」をする必要があります。

第2段階へ

まずは認知症のタイプ判定　これがもっとも大切

先に「認知症には6つのタイプがある」と述べ、それぞれの症状の特徴について述べました。

実際にタイプの判定を行うため、こんどは症状の特徴から逆にタイプを見つけ出そうと思います。次のフローチャートをたどってタイプ判定して下さい。ただし次のことにも注意しておいて下さい。

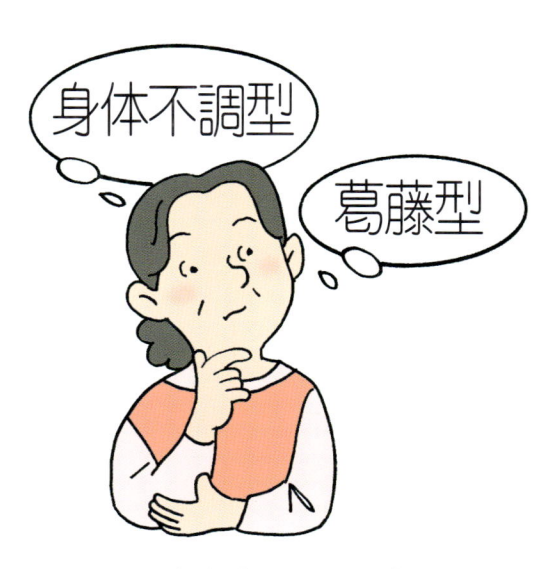

タイプ判定には、その人の行動（症状）をよく観察し、その行動が「いつ」「どこで」「どのような状況で」起こるのかをしっかり把握しておくことが大切です。

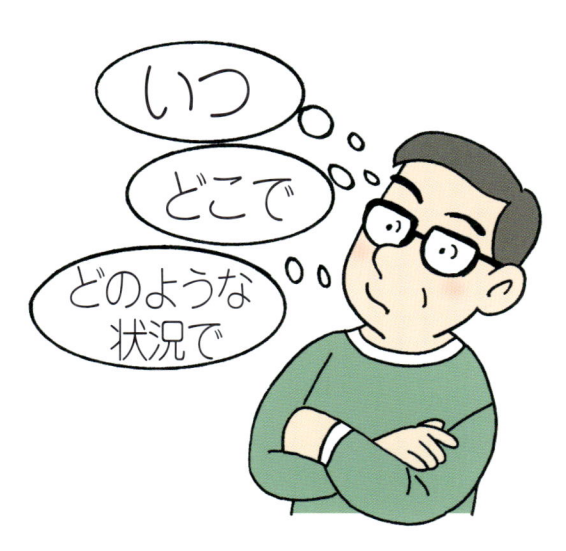

ひとりの認知症が1つのタイプとは限らない。ひとりにいくつかのタイプが混在していることがあります。

[タイプ判定フローチャート]

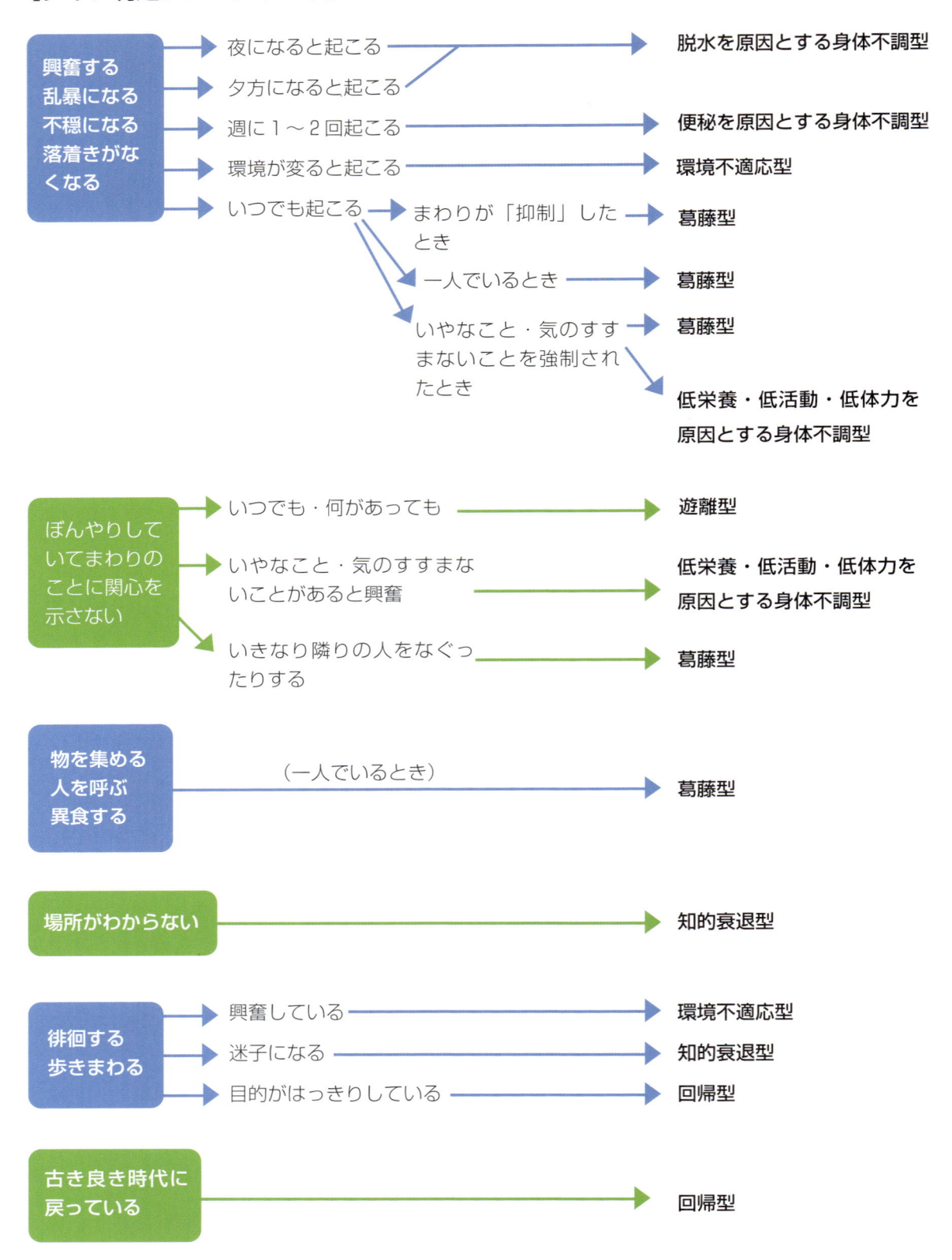

興奮する / 乱暴になる / 不穏になる / 落着きがなくなる
- 夜になると起こる → 脱水を原因とする身体不調型
- 夕方になると起こる → 脱水を原因とする身体不調型
- 週に1〜2回起こる → 便秘を原因とする身体不調型
- 環境が変ると起こる → 環境不適応型
- いつでも起こる
  - まわりが「抑制」したとき → 葛藤型
  - 一人でいるとき → 葛藤型
  - いやなこと・気のすすまないことを強制されたとき → 葛藤型
  - → 低栄養・低活動・低体力を原因とする身体不調型

ぼんやりしていてまわりのことに関心を示さない
- いつでも・何があっても → 遊離型
- いやなこと・気のすすまないことがあると興奮 → 低栄養・低活動・低体力を原因とする身体不調型
- いきなり隣りの人をなぐったりする → 葛藤型

物を集める / 人を呼ぶ / 異食する
- （一人でいるとき） → 葛藤型

場所がわからない → 知的衰退型

徘徊する / 歩きまわる
- 興奮している → 環境不適応型
- 迷子になる → 知的衰退型
- 目的がはっきりしている → 回帰型

古き良き時代に戻っている → 回帰型

各タイプの症状の治し方

水・食事・便秘・運動という基本を解決すると、多くの認知症は治るか大幅に改善しますが、それでも症状が残るなら、第2段階のケアをすすめます。そのためにはまず「認知症のタイプ判定」をする必要があります。

身体不調型、知的衰退型

もう一度「水分」「食事」「便秘」「運動」を再点検

- 不足しているものは目標量に到達できるよう一層の努力を
- 運動が特に重要です。散歩（外出）パワーリハビリなどを

1500ml飲んでいるのに「脱水」と思われる症状がとれない場合は、水分の量を増やして下さい。

- 1500mlでも症状がとれない
- 暑い季節（夏期）
- 糖尿病をもっている人
- 利尿剤を服用している人

→ 2000mlをめやすに

もう一杯

「歯」に問題があるために食事がうまくとれない方がいます。次のような場合は歯科にかかって治療と指導を受けるようにしましょう。

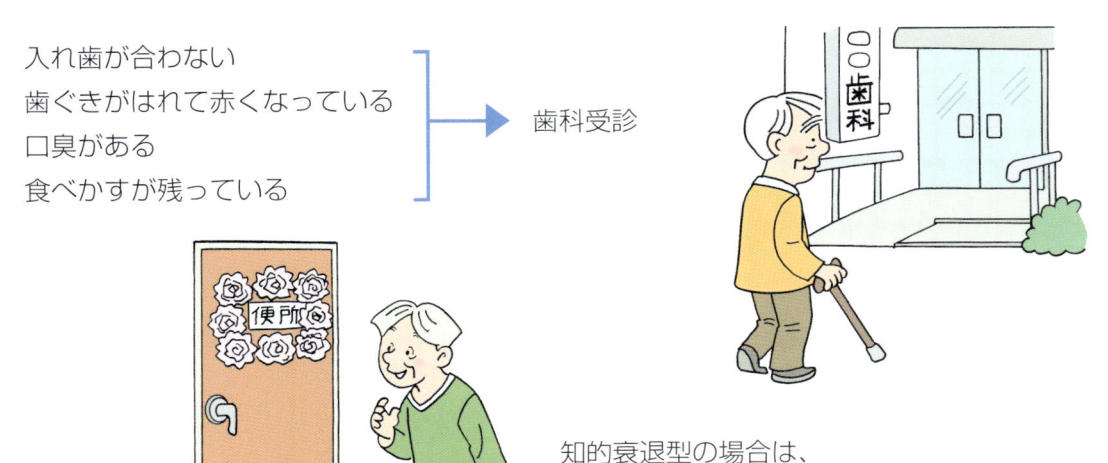

- 入れ歯が合わない
- 歯ぐきがはれて赤くなっている
- 口臭がある
- 食べかすが残っている

→ 歯科受診

知的衰退型の場合は、わかりやすい目印をつける。

環境不適応型／なじみの関係をつくってもらう

　このタイプは、デイサービスやデイケア、ショートステイなどを利用するときに興奮し「拒否」などがみられます。これは環境に慣れないために起こるので、施設の職員に「なじみの関係」をつくってもらうように頼みましょう。

施設に慣れるまでの間、しばらく家族がつき添っていくのもよい方法です。

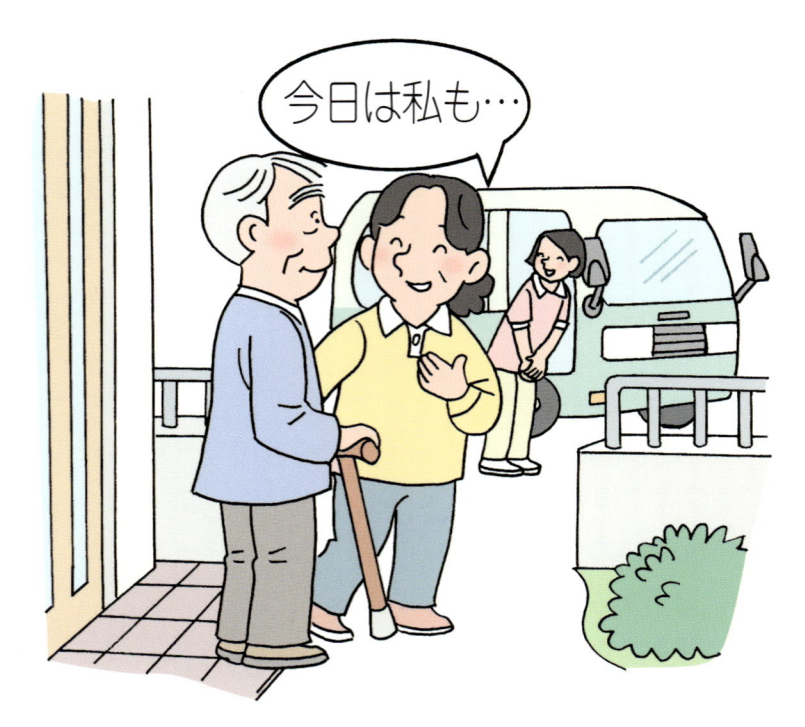

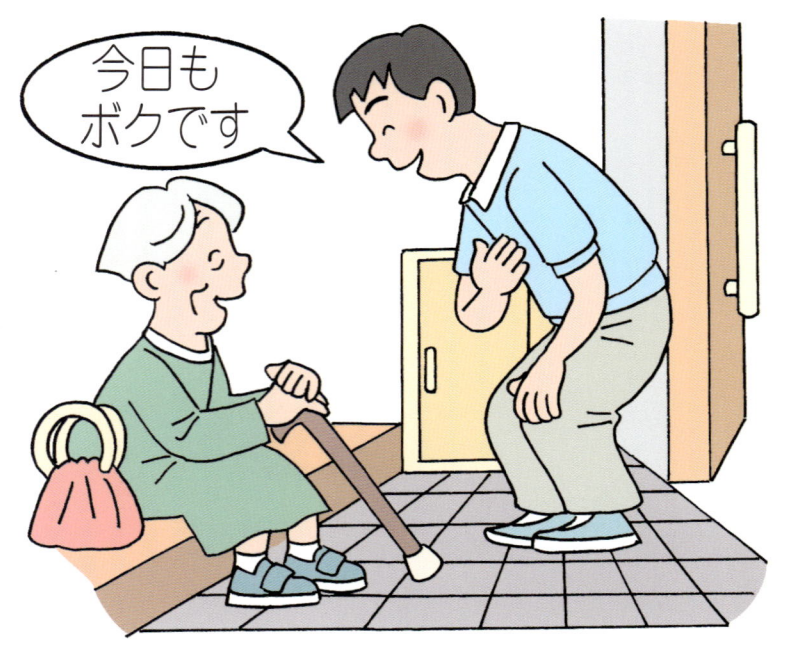

今日は私も…

今日もボクです

このことをわかっている施設では「担当職員」を決めて送迎バスに同乗するなど、はやくなじみの関係をつくるよう心がけてくれるところもあります。

葛藤型──「抑制」によるもの

"こぼさないで食べて下さい" "トイレを汚さないで"など、（言葉による）「抑制」をきっかけに興奮し、大声をあげて怒り出したり、ときには乱暴するなどのタイプです。

ふだんの言葉がけに注意して「抑制的なことば」を使わないようにしましょう。

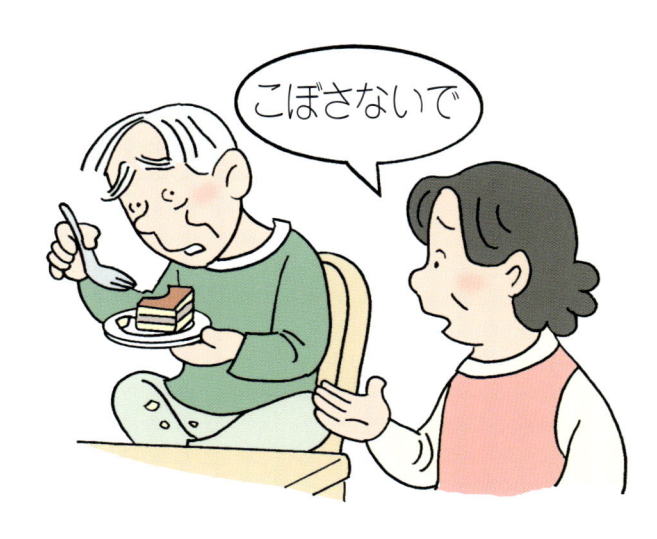

葛藤型──「孤独」によるもの

「トイレットペーパーをもってくる」「他人の物をもってくる」「異食」などのほか、デイサービスなどでいきなり隣の人をポカリとなぐった、などの行動（症状）はいずれも「孤独」が原因です。

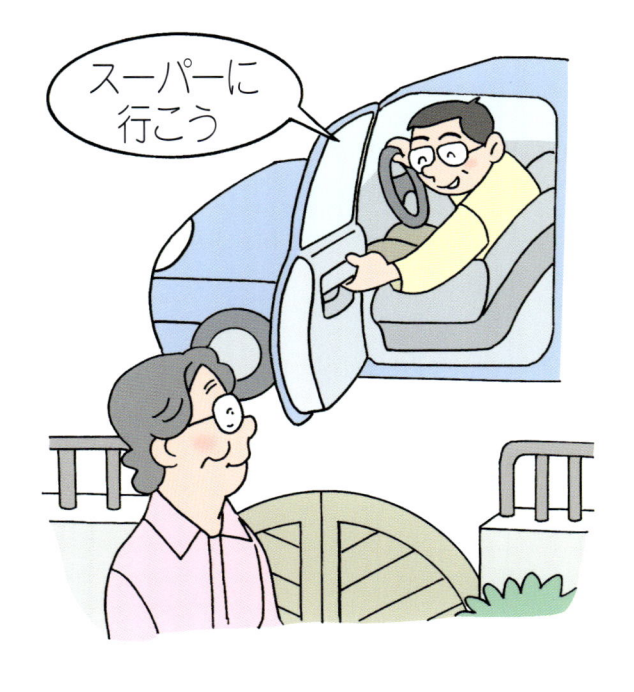

「外出」しましょう。特にスーパーやコンビニなど、関心が「外に向かう」場所が効果的です。もちろん単なる散歩でもかまいません。

※物を集めたり異食があっても、スーパーやコンビニの品物にそういう行為をすることはありませんのでご心配なく。
※孤独や孤立感は、"家に閉じこもっている"ことが根本的な原因です。外に出かけると意識も外に向かうようになり、孤独感を感じることはないようです。
※物を集めたり食べたりするので、物を隠したりしても効果はありません。

遊離型／役割・仕事、外出（散歩）

一日中ぼんやりしていてまわりのことに関心を示さないタイプです。

家の中でその人がなじんでいた役割や仕事（家事など）をしてもらう（手伝ってもらう）。はじめはほとんど手が動きませんが、時間がたつにつれて少しずつ出来るようになり、それにつれてぼんやり過ごすことも減っていきます。

散歩に連れ出してなじみの風景に触れるというのもよい方法です。

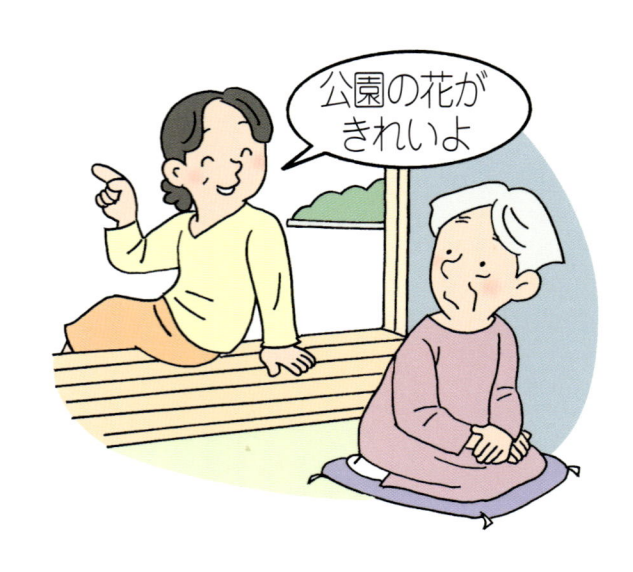

回帰型／その人の世界に付き合う

"もとの職業や役割""懐かしい思い出のある故郷"などに戻ってしまうタイプです。

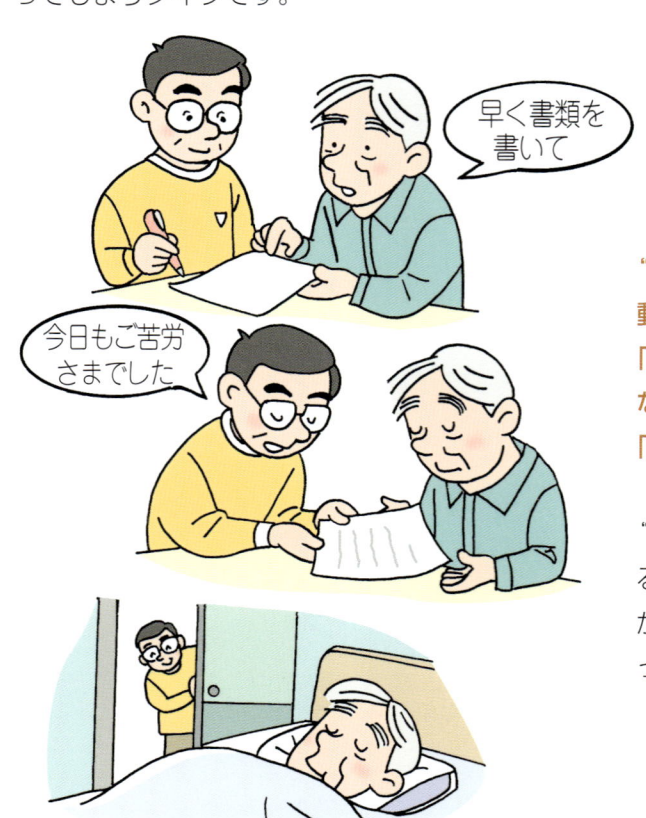

"いまは違うでしょう"といってその行動を「否定」したり、本人に現状を「説明」してわからせようとするのではなく、その行動（言動）に合わせて「付き合って」下さい。

"○○に行く"といって出かけようとするとき（回帰型徘徊）には、一緒に出かけて下さい。しばらく歩くと家に戻ってくれるものです。

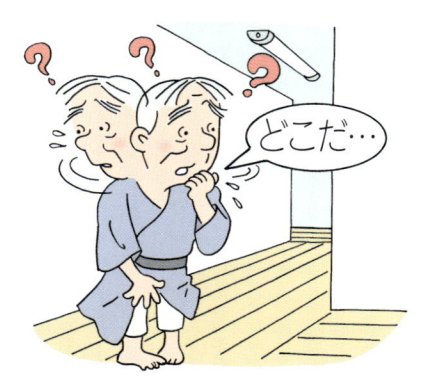

認知症の方への考え方

認知症の方が示す症状（行動）を見たときに、それは本人が意図して行っているものとは考えないで下さい。

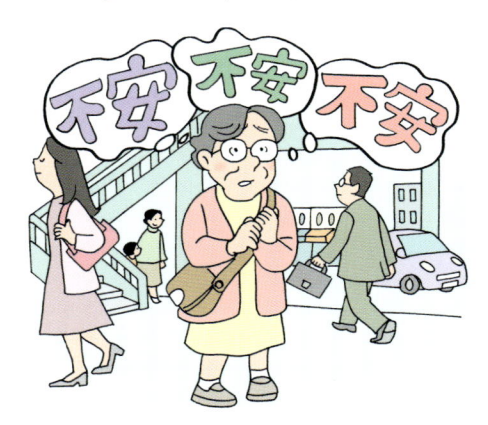

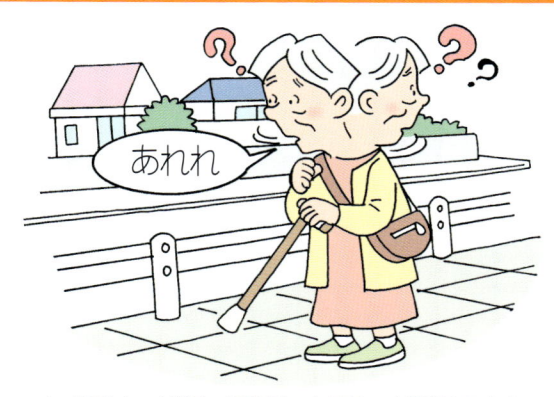

すべては、状況（現実）を正しく認知できないことから生まれていると考えて下さい。

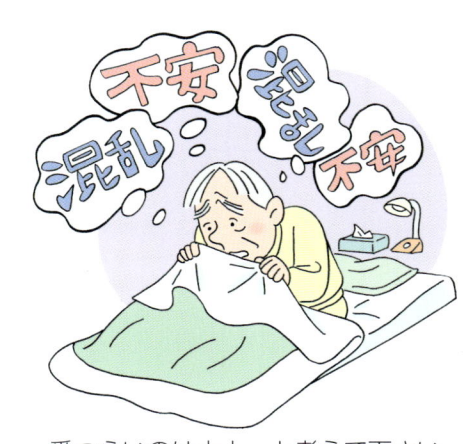

いわゆる異常行動をみたときには、「混乱」がこのような行動をとらせている。「不安」からこのような行動が生まれている。とお考え下さい。

一番つらいのは本人、と考えて下さい。

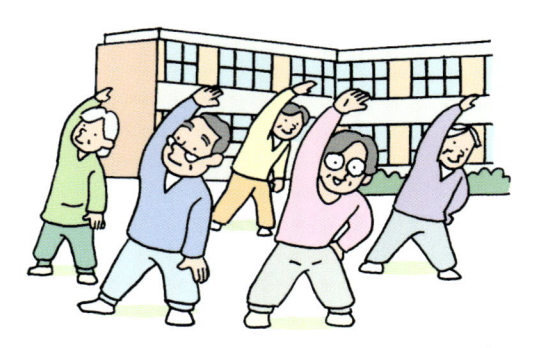

認知症の症状はなるべく早く治すよう心がけて下さい。長びくとそれが固定化して治しにくくなるからです。

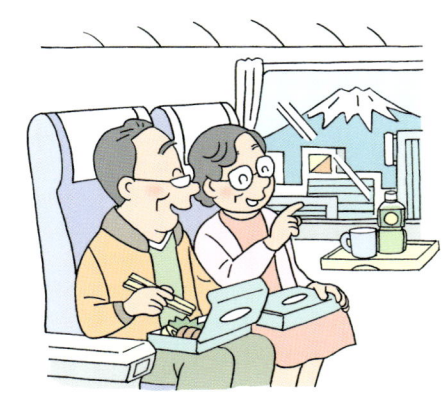

これまで見てきたように、認知症のケアには「外出（閉じこもらない）」や「運動」がとても大切だということを認識して下さい。思い切って出かけ、他の人との触れあいの場に行く勇気をもって下さい。

認知症を再発させないために

　これまで、いろいろなタイプの認知症の"治し方"を述べてきました。しかし、せっかく努力して良い状態になっても、再び認知症に逆戻りしたら"苦労も水の泡"になりかねません。
　"病気にはつねに再発の可能性がある"からです。
　「認知症の再発防止」は、認知症を治すケアと同じことですが、ご家族の努力でいったんは取ることの出来た認知症の症状をくり返さぬために特に次の2つが大切です。

閉じこもらず、活動的な生活を送ること
地域の「仲間」をつくって楽しい生活を送ること

これはずっと続けてください。

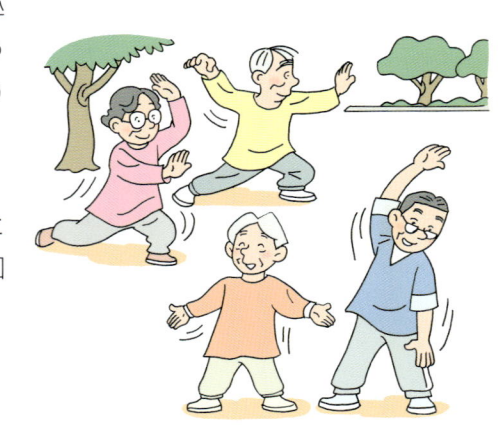

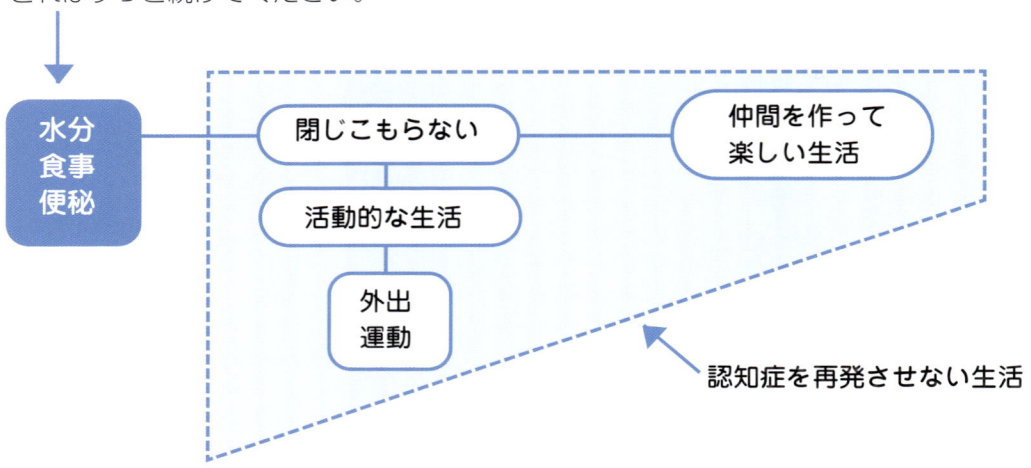

```
水分         ┌─ 閉じこもらない ──── 仲間を作って
食事  ──────┤                       楽しい生活
便秘         ├─ 活動的な生活
             └─ 外出
                運動
```
　　　　　　　　　　　　　　　　　　認知症を再発させない生活

仲間との楽しい生活のために

　地域にはいろいろな集まりがあります。それを調べ、積極的に、勇気をもって参加しましょう。

例：さまざまな「ふれあいサロン」
　　老人クラブ
　　趣味のグループ

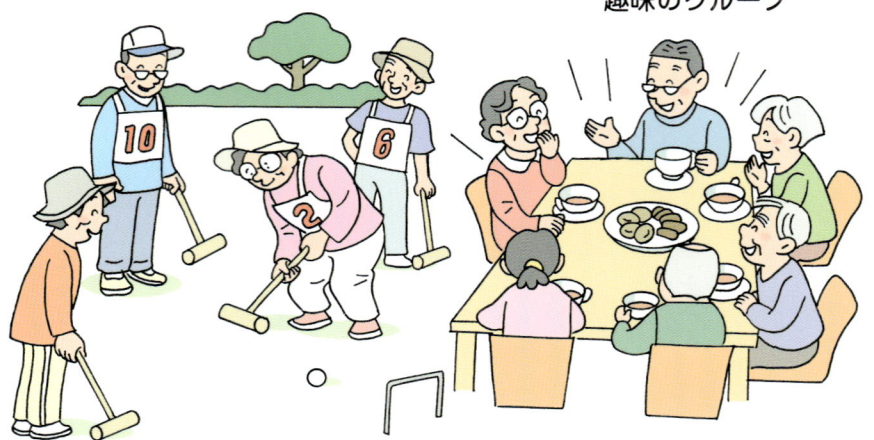

一人暮らしの親に認知症が疑われる場合

離れた地域に親が一人暮らしをしていて認知症が疑われる、というご家族も少なくありません。このような場合には、直接的に介護や世話が出来ないために心配がつのることでしょう。

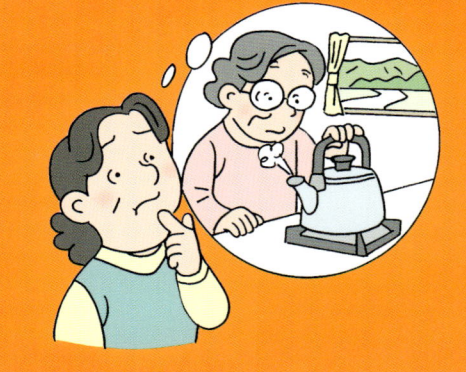

介護保険を利用していない方の場合——地域包括支援センターに相談を

　一人暮らしの方は、認知症が始まっていても、自分から介護保険を申請しない（申請できない）方も多いものです。こういう方には「地域包括支援センター」への連絡と相談をおすすめいたします。
　地域包括支援センターへの連絡方法は、親御さんの住む市町村役場に問い合わせると、その地域の地域包括支援センターを教えてくれます。

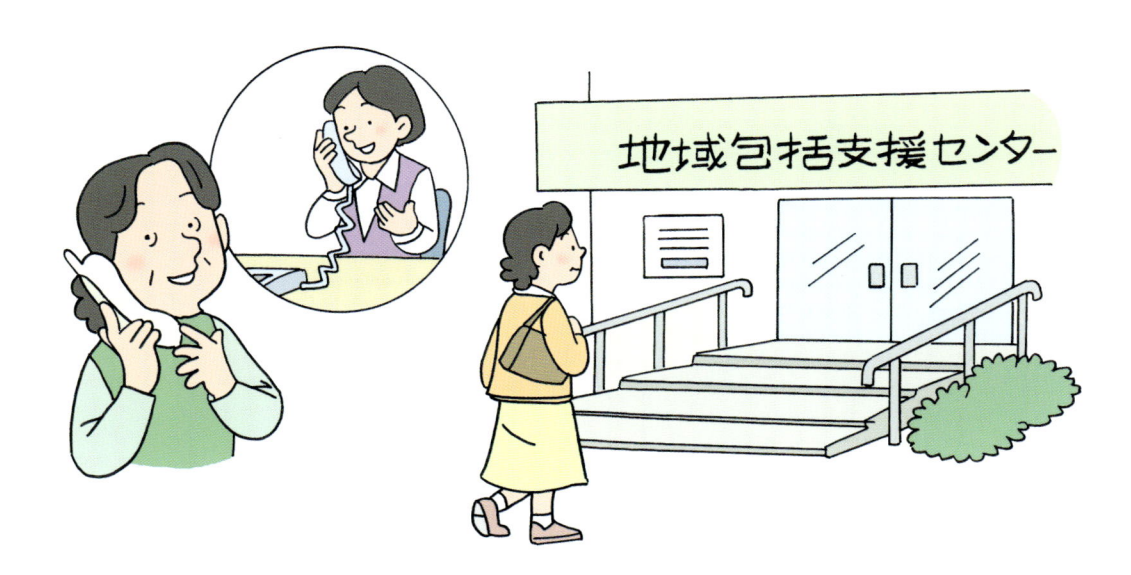

●地域包括支援センター：このセンターは平成18年度から人口2～3万人あたり1カ所ずつ設けられ、各種の「相談業務」や「介護予防」などを行っています。職員は保健師、ケアマネジャー、社会福祉士から成り、相談内容に応じて介護保険の申請や利用などへ指導・助言・援助を行ってくれます。地域によっては「在宅介護支援センター」という名称のものもありますが、同じ業務を行っています。

すでに介護保険を利用している方の場合　ケアマネジャーと連絡を

　この場合には「ケアマネジャー」が必ずついていますので、その方と連絡をとって次のようなことを確認して下さい。

　　親御さんの様子（状態）
　　提供されているサービスの内容（デイサービスやホームヘルパーなど）

ケアマネジャーにもいろいろある

　ケアマネジャーは介護保険制度の開始（平成12年）で生まれた職種ですが、まだ日も浅いせいもあって残念なことにその質（能力）はバラバラです。すぐれたケアマネジャーのもとで、独居の認知症の方が落ち着いた問題のない生活を送っている方もいるかと思えば、そのような安定した生活になっていない例もあります（『認知症を治す事例集1＆2』年友企画　を参照して下さい）。

　こうした違いが生まれる原因の多くは、ケアマネジャーの能力にあるといってよく、したがってご家族としては親御さんのケアマネジャーの実力のほどを見極める必要があります。

　ケアマネジャーに親御さんの日頃の様子を尋ねるときに、次のことも聞いてみて下さい。

一日の水分量と食事の状況
デイサービスやデイケアの利用

　一日の水分・食事（カロリー数）を調べて把握していたり、閉じこもらないためにデイサービス（デイケア）などを利用している（計画している）─このように答えてくるケアマネジャーであれば、認知症のことをよく知っているものとして安心できます。

　逆に水分や食事のことも知らない（関心がない）ケアマネジャーであったときには、早い段階で直接会って話し合うか、場合によっては思いきって他のケアマネジャーを頼むかした方がよいと思います。

できるだけ自立した生活ができるように

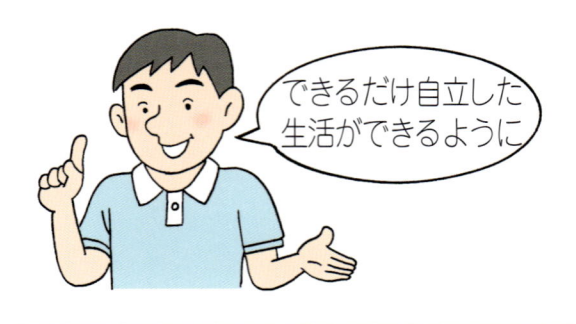

　ところで、平成16年度より日本ケアマネジメント学会では試験を行って合格したケアマネジャーに**「認定ケアマネジャー」**の称号を与えるようになりました。全国的にはまだ少ないものの、もしその地域に認定ケアマネジャーがいればこの人たちは試験をパスしただけあって優秀です。調べてみる価値はあるでしょう。

●認定ケアマネジャー：平成13年に設立された「日本ケアマネジメント学会」でわが国のケアマネジメントの質の向上を目指して導入されたもの。現職のケアマネジャーで希望者に試験を行い合格者が認定される。医師の専門医制度のようなもので"優秀なケアマネジャー"とみてよい。平成19年度現在で約450名とまだ少ないが、年ごとに急増している。

認知症に代表的な行動

①夜になると騒いだり興奮して動きまわる。

②週のうち、1～2回ひどく興奮する日がある。

③デイサービスでいつもボンヤリしているが、気にいらないことがあると怒る。

④デイサービスの玄関先で「家に帰る」といって中に入らない。

⑤こんどのヘルパーは物を盗むので油断ができないという。

⑥「こぼさないで食べて下さい」などというと、大声でどなり出す。

⑦皆でゲームをしていたら、いきなり隣の人をなぐった。

⑧一日中ボンヤリして食事もスムースにとれない。

⑨トイレに行くとトイレットペーパーを全部もってきてしまう。

⑩隣の人の物でももってきてしまう。

⑪目を離すとティッシュペーパーなどを食べてしまう。

⑫「家に帰ります」といって、ずっと昔に住んでいたところに出かけてしまう。

⑬お人形さんを見ると、赤ん坊をあやすようにいつまでも離さない。

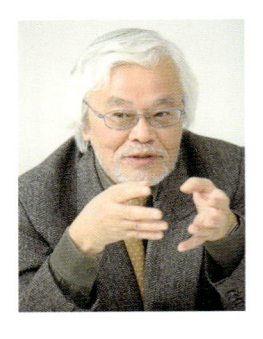

著者紹介

著者略歴
たけうち・たかひと

1941年東京生まれ。日本医科大学卒業後、東京医科歯科大学助教授、日本医科大学教授を経て、2004年より国際医療福祉大学大学院教授。1973年から特別養護老人ホームにかかわり、おむつはずし運動などを展開。80年代から在宅高齢者のケア全般にかかわる。日本ケアマネジメント学会理事、パワーリハビリテーション研究会会長など多数の委員等を歴任。

介護科学シリーズ

本シリーズは、介護を科学的な観点でとらえることで、介護の質の向上や社会化に寄与し、高齢や障害によって介護が必要になっても一人ひとりが自立した生活を営むことのできる未来を目指すものです。

家族で治そう認知症

2008年4月 8日　第1版第1刷発行
2008年6月16日　第1版第2刷発行
著　者　竹内　孝仁
発行者　森田　茂生
発行所　年友企画株式会社
〒101-0047
東京都千代田区内神田2-5-3 児谷ビル
ＴＥＬ　03-3256-1711
ＦＡＸ　03-3256-8928
ＵＲＬ　http://www.nen-yu.co.jp/

©NENYU KIKAKU 2008 Printed in Japan
ISBN978-4-8230-5090-9 C2036 ¥477E
●デザイン／市川事務所　●イラスト／アートワーク
●編集協力／(株)ケア科学研究所　●印刷／日刊企画